歯医者選びの新常識

あなたにとって最良の歯医者に出会うために

小西歯科医院院長
小西 昭彦

阿部出版

はじめに――「よい歯医者」とは

一昨年、上梓した『歯科治療の新常識』と『歯周病の新常識』を担当してくれた編集者からメールが届きました。
「この仕事をやっていると、友人や知り合いからどこの歯医者さんがいい？　とよく聞かれます。先生、よい歯医者って何なのでしょうか」

うーん、「よい歯医者」かぁ。難しいなぁー。

『歯科治療の新常識』と『歯周病の新常識』の出版後、自分のホームページやブログで宣伝をしたのですが、あまり効果は上がりませんでした。ツイッターかインスタグラムに参加することも考えたのですが、それらに関する知識もまったくゼロで、どこから手をつけてよいのか見当もつきません。そのようなとき、目に留まったのがYouTubeです。

それまでYouTubeなどほとんど見たこともなかった高齢者にとって、ネットに動画を投稿するというのは、かなりハードルの高い仕事でした。しかし、YouTubeを始めるための初心者ガイドが、ブログやホームページ、そしてYouTubeそれ自体の中にもたくさんあって、その情報を頼りに動画投稿にトライしてみることにしました。YouTubeには「動画投稿の始め方」に関する動画が驚くほどたくさんアップされているのです。それらの動画を見ていると何となく自分もユーチューバーになれそうな気がしてくるから不思議です。

「YouTubeの始め方」の解説動画の中に、最初は同じジャンルの動画、つまり私の場合は歯科の動画のマネをしなさいというアドバイスがいくつかありました。そこで、何本もの歯科関係の動画を視聴したのですが、その中に担当編集者からの質問にあった「よい歯医者の選び方」というテーマの動画も数多く含まれていました。

「よい歯医者の選び方」に出てくる歯科医は、いかにももっともらしいことを言っています。「衛生管理のしっかりしている歯科医院がよい」と言っている歯科医がいます。「根管治《こんかんち》療《りょう》を丁寧にやってくれるのがよい歯医者」という人もいます。「近くの歯医者には行くべきではない」などと言っている動画もあります。「よい歯医者」に関する情報を発信している動画は掃いて捨てるほどあるのですが、出てくる歯科医、出てくる歯科医、皆好き勝手なことを言っているだけで、見れば見るほど、どういう歯科医が「よい歯医者」なのか分からなくなってきてしまいます。

そこで、自分なりに「よい歯医者」ということを考えてみようかと思います。

患者さんも歯科医も一人ひとりすべて違うわけですから、ある人にとって、「よい歯医者」でも、別の人にとっては、よくも何ともないというのがほとんどでしょう。そして、「よい歯医者」というのは、ほとんどの人にとってはじめから出会えるものではなく、患者さんと歯科医がその歯科治療におけるかかわりの中で生まれてくるものなのではないでしょうか。このお互いの間に生まれる変化は、疾患の原因―治療の結果で生み出されるものではなく、一つひとつの物語を通して生み出されるのだと思います。

本書ではこの一つひとつの物語、私の長い臨床経験の中で出会った患者さんのエピソードや臨床症例などを紐解いていきますので、皆さんが求める「よい治療」「よい歯医者」を見極める参考にしていただけたらと思います。

自分で考え、自分で決めることの参考になるフレーズは、太字にしてありますので、注意して読み進めてみてください。

目次

第7章 「よい歯医者」の見つけ方 …… 187

第1章　最新の歯科治療と「よい歯医者」

最新設備を持っていれば「よい歯医者」か？

「よい歯医者というのは、マイクロスコープ（歯科用顕微鏡）を使って、根管治療（歯の神経の治療）を行ってくれる歯科医です」と、したり顔で説明しているYouTube動画があります。しかし、「自分がマイクロスコープを持っているからそう言っているだけじゃないの？」と突っ込みたくなるような代物で、その発言に素直にうなずける内容ではありません。せめて、マイクロスコープを用いた症例写真の提示でもあれば、納得できるかもしれませんが、それもないのですから話になりません。

この歯科医の言っていることを素直に信じれば、お金を持っている歯科医は皆「よい歯医者」ということになってしまいます。なぜなら、お金を出せば、マイクロスコープという器械は誰でも手に入れることができるわけですから。

根管治療というのは、むし歯が進行して神経に炎症を起こしてしまった場合や、神経が変性壊死してしまったときに、神経の入っている部分を、ファイルという器具できれいにする処置のことをいいます。根管治療は精緻《せいち》で丁寧なアプローチが必要な割には、健康保険での評価が低く、たくさんの歯科医が頭を悩ませている治療の一つです。

マイクロスコープを使うかどうかは別としても、健康保険の制約を外して自費治療で納得

根管治療

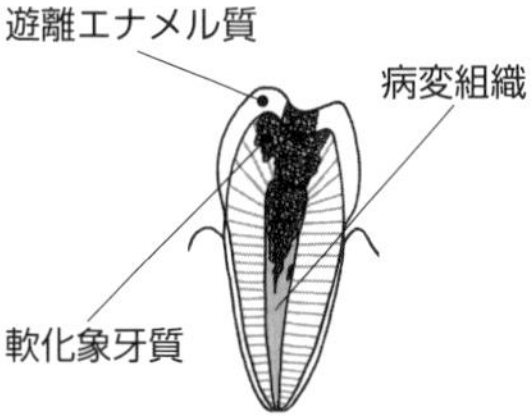

①むし歯が歯髄まで達した状態。

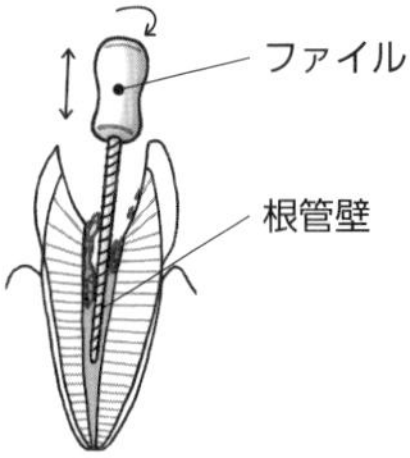

②ファイルという器具を用いて、病変歯髄や感染象牙質を除去するのが根管治療の主たる目的である。

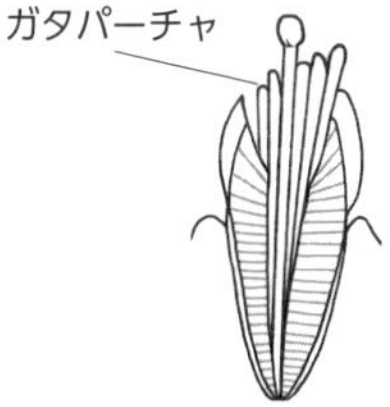

③根管がきれいになったら、ガタパーチャという天然ゴム由来の材料を詰めて根管治療は終了になる。

むし歯が歯髄にまで到達すると、歯髄を除去する根管治療を行う必要がある。根管治療には大別して、抜髄処置と感染根管処置がある。抜髄というのは、歯髄が化膿したり、変性したりしたときに、それらの病変歯髄を取り去る処置。歯髄が異常をきたした状態で放置されると象牙質が汚染されてしまい、その汚染された感染象牙質を除去する処置が感染根管処置である。

するまで根管治療を行いたいというのは、多くの歯科医が望んでいることです。根管治療を自費で行うのが「よい歯医者」と言っている動画もいくつか投稿されていますが、根管治療を自費診療で行うと、その費用は保険診療の10倍から20倍もの額になってしまいます。

さらに、根管治療が必要な歯は1本とは限らず、2本も3本も根管治療をするとなると、さらにその本数分の費用が必要になってしまうことになります。根管治療を自費で行った場合、その後に、かぶせたり詰めたりの処置を同じ歯科医が行うと、健康保険の適用は受けられないというルールがあるので、さらに治療費はかさんでしまいます。

貧弱な根管治療の上に十何万円もする高額なセラミッククラウン［＊1］がかぶっている、という治療をしばしば見かけるので、そのような処置を行う歯科医に比べれば、自費で根管治療をして、高額な補綴《ほてつ》物を装着する歯科医は「よい歯医者」ということになるのかもしれません。

しかし、**補綴物を含めると、1本の歯の治療費が大卒初任給に匹敵するほどの高額な歯科治療を誰でも受けられるわけではありませんし、その根管治療を施した歯が長期間具合よく使えるという保証もありません。**

補綴物の種類

入れ歯（義歯）

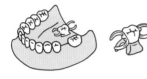

入れ歯（義歯）は金具で両隣の歯に留める取り外し式の装置。

ブリッジ

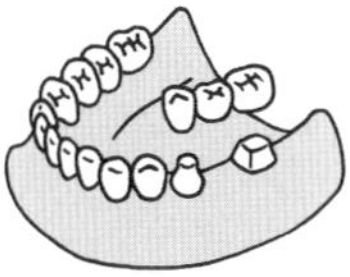

ブリッジは両隣の歯を削って、セメントでつけてしまう固定式の装置。

インレー

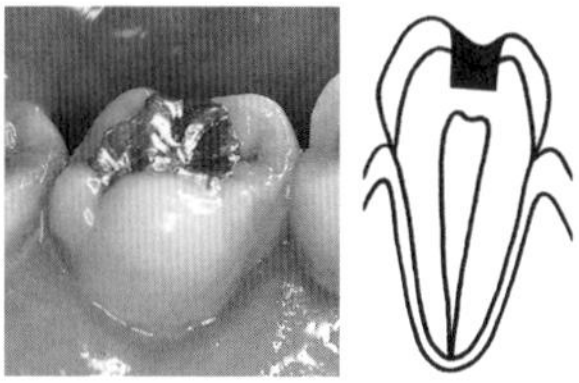

クラウン

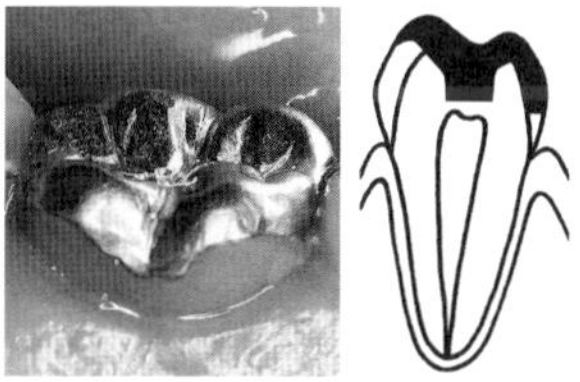

①部分被覆冠（オンレー）

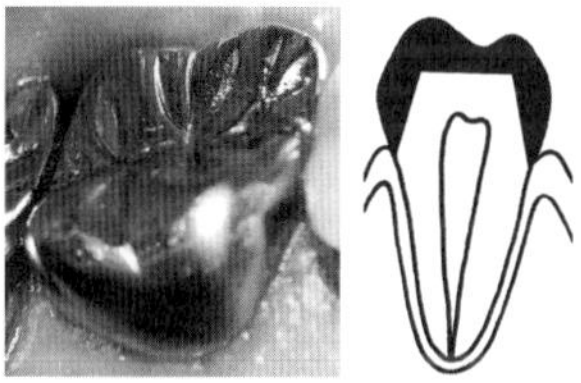

②全部被覆冠（フルクラウン）

むし歯を除去してできた穴や歯が抜けてしまった後、詰めたり、かぶせたりすることを修復処置あるいは補綴処置という。修復物は内側性修復物（インレー）と外側性修復物（クラウン）に分類される。クラウンは部分被覆冠（オンレー）と全部被覆管（フルクラウン）に分かれる。クラウンに入れ歯（義歯）とブリッジを加えて補綴物という。

治療に責任を取れるのが「よい歯医者」

一口で根管治療といいますが、その治療法にはいろいろな方法があります。現在の主流は、根管の形態を大事にして、広げ過ぎないように丁寧に清掃する方法ですが、根の先まで薬をしっかり詰め込むことを優先して、本来の根管形態を無視して大きく広げて治療を行う歯科医もいます。しかし、根管を必要以上に拡大してしまうと歯根の壁が薄くなり、歯が割れやすくなってしまいます。つまり、高額な治療費をかけて治した歯が何年もしないうちに歯根破折《はせつ》を起こしてしまうという、とんでもない悲劇が起こってしまうわけです。

40代後半の女性が、腫れと痛みを訴えて来院しました。右下の一番奥の歯にメタルボンド［＊2］のブリッジが装着されており、歯肉がおできのように腫れています。調べてみると、歯根破折を起こして歯肉に膿瘍《のうよう》ができているようです。数年前に自費診療のかぶせ物がよいと勧められ、かなりの額の治療費を支払ってその治療を行いました。しかし、その長持ちするはずだったセラミックの歯が、何年もしないうちにダメになってしまったわけです。

トラブルが起こった後、治療してくれた歯科医のもとに出向いたのですが、「歯が割れてしまったので、抜歯するしかありません」とけんもほろろに言われてしまったそうです。歯が割れてしまったのは、根管を大きく拡大した治療法にも問題はあると考えられますが、素人にはそのようなことは分かりません。割れてしまった歯の原因を今更云々しても仕方ありませんが、高いお金を支払った自費診療のメタルボンド冠はどうなってしまうのでしょう。数年でダメになってしまったので、保証などはないのでしょうか。

歯科医はこう説明したそうです。

「メタルボンドは何も問題を起こしていません。入れたときと何ら状態は変わっていません」

つまり、自分の行った治療には問題はない、乱暴に使って歯の根を割ってしまったあなたに非がある、と責任回避とも思える発言をしたわけです。患者さんは、この説明に憤慨しました。そして、その歯科医どころか、歯科医療そのものに疑問を抱いてしまったのです。

このような歯科医療に対する不信感が一旦芽生えてしまうと、メタルボンドはもちろんのこと、削ることやかぶせることに極端な嫌悪感を持ってしまいます。そして、その後の歯と口の健康維持に、大きな困難を伴うことになってしまうわけです。

この患者さんにとって、この治療をした歯科医が「よい歯医者」であろうはずがありません。**高額治療を行っても数年しかもたなかった歯科治療技術にしても、自費治療の歯がトラブルを起こしたときの態度や責任の取り方にしても、むしろ「よい歯医者」とは正反対の存在ということになるでしょう。その後の歯と口の健康のあり方に大きな影響を与えてしまったことを考えると、この患者さんにとっては「最低最悪の歯医者」ということになるかもし**

れません。

しかし、この歯科医がその他の患者さんにとっても「最低最悪の歯医者」か、というとそうではありません。この歯科医が行ったセラミック治療でも、その歯が問題なく機能していれば、この歯科医を「よい歯医者」と思っている人もいるかもしれません。

その歯科医は今でも大きな看板を掲げて診療を続けており、ホームページで自費治療の宣伝を派手に行っているので、すべての患者さんが最低最悪と思っているということでもなさそうです。

旧式の治療でも「よい歯医者」になれる

根管治療は根管の汚染物質を取り除いた後に薬剤を詰め込んで、その治療を終了します。現在、根管治療の最後に詰め込む薬剤はガタパーチャという素材を使用していますが、今から半世紀くらい前には、糊剤《こざい》と呼ばれる薬を貼付するのが一般的でした。一部では綿に消毒薬を染み込ませたものを根管に挿入して、根管治療を終えるというかなりいい加減な治療も行われていました。

現在の歯科保存学からしてみれば、非常に貧弱な歯科治療が行われていたわけですが、このような手抜き治療でも、それほど問題は起こりませんでした。根管治療後のトラブルで一番問題となるのは、歯根破折と根尖《こんせん》病変です。はっきりとしたデータはありませんが、歯根破折が臨床現場で問題となり始めたのは比較的最近のことで、糊剤根充《こんじゅう》時代の方が歯根破折の出現率は今よりずっと少なかったのではないかと思います。また、根尖病変もそれほど大きな問題になっていなかったのではないかと思います。

私が、亡くなった父の跡を継いで、現在の歯科医院を始めたのは1985年のことで、今から40年近く前のことです。患者さんの中にはその開業当初からずっと来院している方もたくさんいますし、中には父の代から引き続き通っている患者さんもいます。

その中の一人、70代の女性がとある事情から、他の医療機関で歯を抜いて補綴処置をするために来院しました。抜歯でできた欠損部はブリッジで補綴することになり、両隣の歯のクラウンを外すことにしました。2本ともかなり古い補綴物なのですが、特に奥の方のクラウンはかなり古いものです。患者さんに尋ねると20歳前後にやった記憶があるということなので、おそらく50年以上も前に父が行った治療ということになるわけです。

その歯のクラウンを外し、軟化象牙質という、細菌が侵入して軟らかくなった部分を取り除くと、比較的しっかりした歯質が出てきました。**根管に詰め込んだ薬はその存在を確認するのさえ難しい状態で、現在の根管治療のレベルからすれば、実に「プアーな治療」ということになるのですが、歯根破折も起こしておらず、歯根の周囲に大きな問題も見当たりません。神経を取って50年以上も経過しているにもかかわらず、ブリッジの支台として十分に使える状態だったのです。**

この治療を受けた患者さんはこう言っています。

「先生のお父さんは、とってもよい歯医者さんだったわ」

資格証明（サティフィケート）だけでは「よい歯医者」になれない

　あるYouTube動画では、セミナーの受講証明書や実習コースのサティフィケート［＊3］を診療室の壁に貼ってあるのは「よくない歯科医」、とこき下ろしています。ところが、その関連動画に、自分がもらったサティフィケートや賞状をバックに、話をしている動画がいくつも掲載されています。サティフィケートを自慢げにたくさん飾り立てている動画もありますし、話し手の後ろに一つだけサティフィケートを掲示することで、言外に「この証書を持っている私はよい歯医者です」とさりげなくアピールしているものもあります。私が目にした中には、自分がどのような賞状をもらったのかを一枚一枚、誇らしげに説明している歯科医もいました。

　サティフィケートは講演会や実習コースに出席しなければもらえないものですから、その歯科医が時間を割いて講演会やセミナーに出席したことの証明になります。歯科医の中には、勉強の〝べ〟の字もなく、高級外車に乗ってゴルフに行っている歯科医もたくさんいるので、自分はゴルフコースではなく、歯科の実習コースに行っていることをアピールしたくて、セミナーや講習会でもらった終了証をこれ見よがしに掲示したくなるのでしょう。

　中には海外で受講したセミナーの受講証明を、一段高いところにあがめ祀っている歯科医もいます。現在でも、日本の歯科医の「欧米歯科医療信仰」は驚くほどで、留学経験のある歯科医はこぞってその経歴を披露したがります。留学ともなると、それなりにお金も時間も都合して、卒業証書を手に入れているわけなので、そのことを患者さんに自慢したくなる気持ちも分からないではありません。

しかし、**お金さえ出せば、アメリカの大学の卒業証書を購入することもできるという話もありますし、海外旅行がてらチョチョッとセミナーに出席して、もらったサティフィケートが、診療室の壁に麗々しく飾られている例もあります。**まとまって休みが取れる夏休みのころになると、「観光旅行のついでにサティフィケートを受け取るツアー」、いや、そうではなくて、「歯科医療の先進国で歯科治療を学ぶツアー『観光付き』」の案内が、コロナ前には何通もダイレクトメールで届いたものです。スウェーデンやアメリカに行って「日本人向け歯科講演会」を受講する海外旅行は、旅行会社にとってドル箱の企画でしたし、歯科医療者にとっても経費で海外旅行ができて、横文字の立派なサティフィケートを手に入れる絶好のチャンスだったというわけです。

これらのサティフィケートの存在が、「よい歯医者」の判断基準になるかといえば、それは推して知るべしということになるでしょう。

臨床経験が少ない歯医者の最新治療に注意

診療室の壁にサティフィケートを飾ってあるか否かは別にして、講演やセミナーに出席している歯科医は、歯科の技術であるにしろ、歯科医院経営であるにしろ、歯科のことを勉強しようと思っていることに間違いありません。しかし、講演会やセミナーで勉強していれば、「よい歯医者」になれるのかというと、必ずしもそうとは限りません。

少し前の話になりますが、「サファイア・インプラント」という人工サファイアを用いた人工歯根が日本中を席巻《せっけん》したことがあります。それまでにも薄い板状でT字型の形態をしたブレードタイプといわれるインプラントが存在していましたが、その安全性に問題があり、臨床的な評価はいまひとつでした。

「サファイア・インプラント」はブレードタイプ・インプラントに比べ、数々の利点があるということで、講演会や実習コースが盛んに行われ、立派なサティフィケートが授与されました。しかし、何年か経過すると、そのインプラントはことごとく脱落して、その成功率は見るも無残な数字になってしまいました。その結果、「サファイア・インプラント」は、市場から撤退し、壁に飾られたサティフィケートも取り外されてしまいました。

当時、おそらく何千本、何万本、もしかするとそれよりずっと大量の「サファイア・インプラント」が患者さんの口の中に埋入されたと考えられますが、それが脱落することで多くの人の口の中がガタガタの状態になってしまったわけです。

「インプラントによって機能回復をする」どころか、インプラントが口の健康を害してしまうという、あってはならない事態が引き起こされてしまったのです。勉強を熱心にして、サティフィケートを持っているからといって、「よい歯医者」の証とはならない代表的な例といえるでしょう。このような事例は、サファイア・インプラントだけに限りません。最近、マウスピース型の矯正治療がずいぶんと流行っているようですが、これも数々のトラブルを引き起こしています。このイージー矯正は、矯正の基本的な勉強をしていなくても、何日間かのコースに出れば、立派なサティフィケートが授与され、それだけで矯正の「センモンカ」になれてしまうという手軽さがあります。型を取って技工所が作ってくれた装置を入れれば歯は動くのですが、それで望むような歯列や咬合が完成するかというと、世の中それほど甘くありません。歯科矯正の基礎知識もないままに安易に歯を動かそうとする「俄仕込み矯正センモン医」のところに行ってしまうと、とんでもないことになってしまいます。

インプラントでも矯正でも、歯科に関する基礎知識を十分備えた上で、その専門治療を行わないと、思いもよらない悲劇を生み出してしまいます。臨床経験の少ない付け焼刃のサティフィケートインプラント医やサティフィケート矯正医には十分注意する必要があります。

脱落したインプラント

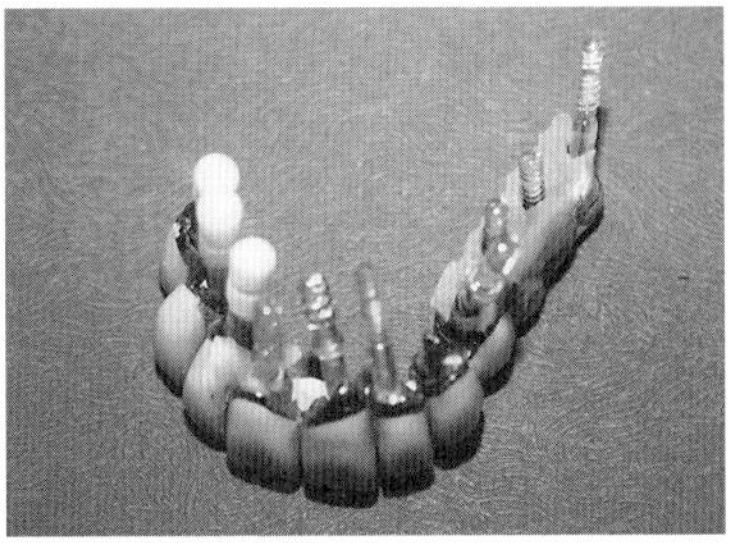

インプラントの種類ははっきり分からないが、おそらくサファイア・インプラントだと考えられる。

脱落寸前のインプラント

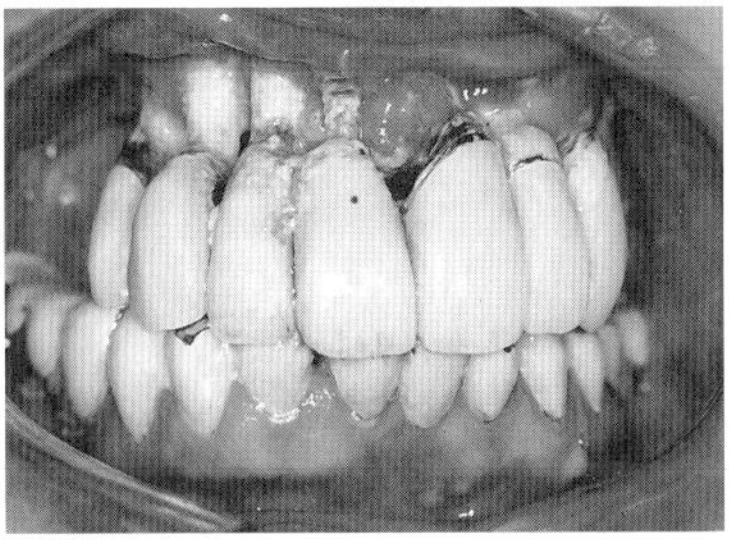

上のあごにはすべてインプラントが埋入されて、メタルボンド冠で連結されているが、上下の歯を合わせるだけで大きく揺れており、脱落寸前の状態である。

最新のインプラント治療でもトラブルは起きる

前述したサファイア・インプラントは、骨と結合しなかったために簡単に取れてしまったわけですが、その後、新しいタイプのインプラントが登場して、スポットライトを浴びることになりました。サファイアタイプのように簡単に取れてしまわない、骨と結合するインプラントです。

金であれ、銀であれ、金属は骨とつながることはありません。しかし、チタンという金属が骨としっかり結合することを、スウェーデンのブローネマルクという学者が発見したのです。この骨がチタンに対して拒否反応を示さないオッセオインテグレーションの現象は、インプラントにとっては願ったりかなったりの性質で、1965年に初めて歯科治療に応用されるや否や、サファイア・インプラントの失敗を覆い隠し、燎原《りょうげん》の火のように広まっていったのです。

オッセオインテグレーション・インプラントは、サファイアのようにすべてが脱落してしまうというようなことはありませんでしたが、インプラントの初期固定に失敗する、あるいは外れてしまうというインプラント特有のトラブルは相変わらず発生していました。

インプラントの脱落はインプラント周囲炎〔＊4〕という、天然歯の歯周病に相当する病変に引き続いて起こるのですが、オッセオインテグレーションにおけるインプラント周囲炎の発症頻度は非常に高いことが知られています。

２００５年、フランソンという学者がオッセオインテグレーション・インプラントの本家本元であるブローネマルククリニックのデータを分析して、インプラントを埋入した６６２人の被験者のうち28％がインプラント周囲炎に罹患していたことを報告しました。［＊５］インプラントを埋入した４人に１人以上がインプラント周囲炎に罹患してしまうという、かなり恐ろしいデータが提出されたということになります。

その後も、インプラント周囲炎に関して、たくさんの研究報告が提出されていますが、中には47・1％という高い有病率を報告している研究もあります。

チタンが骨と結合するからといって、インプラントのトラブルがなくなったというわけではありません。

オッセオインテグレーション・インプラントでも、周囲支持骨の喪失というトラブルは避けられないわけですが、インプラント周囲炎以外にも重篤なトラブルが発症しています。［＊６］

少し古いデータになりますが、日本顎顔面インプラント学会が発表した調査報告によると、２００９年1月から２０１１年12月までの３年の間に、79施設で４２１件のインプラント手術関連の重篤なトラブルのリカバリーを手掛けたという記録が残っています。

手術中の重篤なトラブルというのは、下《か》歯《し》槽《そう》神経やオトガイ神経などの神経損傷、上顎洞へのインプラント迷入などですが、そのような重篤なトラブルを1軒の診療所で、1年の間に2件弱も経験しているということになります。この数値は無視することのできない多さといってよいでしょう。［＊7］

また、手術後のトラブルでは、インプラントによる副鼻腔炎の発症が有名で、インプラント性上顎洞炎という名称がつけられているほど、頻発しています。

このようなインプラントのトラブルに巻き込まれてしまった人にとっては、**飾ってあるサティフィケートがオッセオインテグレーション・インプラントのものであっても、「よい歯医者」ということにはならないでしょう。**

インプラント治療で起きた重篤なトラブル

インプラントの重篤なトラブルの最たるものといえば死亡事故です。２００７年にインプラントの施術で誤って血管を損傷させ、患者さんを死亡させてしまうという痛ましい事件が起きてしまいました。この事件で、東京地裁は業務上過失致死罪に問われた歯科医師に禁錮1年6カ月、執行猶予3年の判決を言い渡しました。

このインプラントを行った歯科医は、決して経験のない歯科医ではありません。東京八重洲という一等地に診療室を構えた、インプラント経験も豊富な歯科医だったのです。本人が裁判所に提出した陳述書には、「3万本以上のインプラント手術を行っており」という記載があります。１９８７年にはスウェーデンで講習を受け、少なくとも20年以上の経験があったという紹介もあります。しかも、死亡事故の少し前にインプラントで成功した「勝ち組歯科医」として、週刊誌にも紹介されていたやり手歯科医だったのです。

インプラントの治療を求めた患者さんが、この八重洲の歯科医院に何人もやってきたと推測できます。インプラント手術を受けた患者さんの中には、現在でもそのインプラントを使っている人もいるでしょう。そして、この歯科医を「よい歯医者」と思っている患者さんもいると思います。たとえ、人の命を奪ってしまうような歯科医のインプラント治療であっても、その患者さんが自分の治療結果に満足していれば、その歯科医は「よい歯医者」という可能性もあるわけです。

死亡事故は極端な事例であるとしても、インプラントをはじめとした、サティフィケートが証明する最新歯科治療が、かえって患者さんの歯や口のみならず、全身の健康まで害してしまうことがたくさんあります。

インプラントや矯正治療、美容歯科などの最新技術といわれる歯科治療は歯科的介入の度合いが大きくなり、治療が思うようにいかないと、口の健康に甚大な被害を与えてしまう可能性が高くなります。そして、その治療の失敗による悲劇の度合いも、これまでの歯科治療の失敗とは比較にならないくらい高くなってしまうのです。

最新技術を駆使する歯科医、歯科技術を熱心に勉強している歯科医は、その治療が成功すれば「よい歯医者」になれるのですが、その治療が失敗すると「最低最悪の歯医者」になってしまうわけです。

私の臨床実感からすると、最新技術の歯科治療でその歯科医が「よい歯医者」になれるのはほんの一握りで、ほとんどが「最低最悪」までいかなくても「あまりよくない歯医者」になってしまうことが多いのではないかという印象があります。

注

＊１　セラミック（陶材）を使って作られた人工歯、かぶせ物。

＊２　金属フレームにセラミック（陶材）を焼き付けたかぶせ物。

＊３　特定の知識や技術取得のプログラムを終了したことを証明するもの。

＊４　インプラント周囲疾患はインプラント周囲に炎症症状を認めるインプラント周囲粘膜炎と、炎症症状に加えてインプラントを支えている骨の喪失を認めるインプラント周囲炎との二つの病態に分類される。インプラント周囲疾患は歯周病と同様な特徴を持っているが、相違点も多く認められる。特に歯周病の組織破壊は歯と上皮の付着部から始まるが、インプラント周囲炎の組織破壊はいきなり骨組織が破壊されてしまう。

＊５　「インプラントでの骨量減少が進行している被験者の有病率」

要約　ブローネマルククリニックおいて、５年以上機能しているインプラントのうち骨の吸収しているものがどれくらいあるかを調べた研究である。

材料と方法　ブローネマルククリニックに定期検診で来院した患者１３４６人のうち、５年以上の経過のある６６２人が被験者として選ばれた。彼らは全員、ブローネマルクシステムインプラントの施術を受けており、X線写真で骨の喪失の有無を調べた。

結果　対象となった６６２人の被験者の28％に骨の吸収が認められた。ロジスティック回帰分析により、骨吸収のあった人は、骨の喪失のない被験者よりも有意に多数のインプラントを保有していたことが明らかになった（6対4・8）。さらに、骨吸収の起こっている被験者の30％以上が3本以上のインプラントを埋入しており、それらのインプラントの約33％が広範な骨量減少を示した。この研究では、合計３４１３本のインプラントが調べられたが、そのうち４２３本のインプラント（12・4％）が進行性の骨吸収を示していた。Fransson の研究以来、インプラント周囲炎の有病率の高さが問題視され、多くの研究が発表されている。インプラントの埋入期間が長くなればなるほど、インプラント周囲炎の有病率は高くなり、10年もすれば、半分以上の人がインプラント周囲炎を起こしてしまうようだ。

インプラント周囲炎の有病率

研究者名（年）	有病率（％）	期間（年）
Fransson (2005)	28	9・1
Roos-Jansaker (2006)	56	11・5
Koldsland (2011)	47・1	8・4
Rinke (2011)	11・2	5・7
Mir-Mari (2012)	16・3	6・3
Marrone (2012)	37	8・5
Derks (2016)	45	9
Wada (2019)	15・8	5・8

Christer Fransson, Ulf Lekholm,Torsten Jemt,Tord Berglundh, *“Prevalence of subjects with progressive bone loss at implants”,* Clin Oral Implants Res. 2005 Aug;16(4):440-6.

＊6　日本歯科医学会の全国調査ではインプラントを行った歯科医の約6割がインプラントのトラブルを経験しているという報告をしている。具体的には、インプラント人工歯の破損が67・5％、インプラント周囲の炎症が55・4％などで、25％の歯科医が「神経のまひ」や「異常出血」などの重篤なトラブルを経験していた。

「緊急アンケート調査結果の報告」　学術委員会　２０１２年５月31日

神経まひや異常出血などの重篤なトラブルを４人に１人の歯科医が経験しているということは、インプラントが通常の歯科治療よりかなり危険な処置であることを示している。

「毎日新聞」　２０１２年６月25日

＊7　日本顎顔面インプラント学会が発表した調査報告によると、79施設で３年の間に重篤なインプラントトラブルを４２１件取り扱ったと報告している。１年の間に重篤なインプラントトラブルを一軒の診療所で２件弱経験している。神経損傷１５８件（37・5％）インプラント迷入63件（15％）上顎洞炎３件（14・5％）などである。

「インプラント手術関連の重篤な医療トラブルに関する緊急アンケート調査」　日本顎顔面インプラント学会

2009年

第2章　定期検診の表と裏

定期検診が増加する裏事情

歯科医療者の口から「予防」という単語が頻繁に聞かれるようになってから、かれこれ30年以上経過しています。そして、そのころから、定期的に歯科医院を訪れる人が徐々に増加してきているようです。

以前から歯周病治療後の状態をチェックするメインテナンスは行われていましたが、健康保険の評価が低かったこともあり、それほど熱心に行われていませんでした。

メインテナンスというのは、歯周初期治療にはじまり、歯周補綴を装着するという一連の歯周病治療を終えた後、定期的に患者さんに来院してもらい、歯周病の再発再燃が起こっていないかをチェックして、歯周組織が安定した状態で保てるように管理するシステムのことをいいます。

メインテナンスの有効性は教科書にも記載されており、数ある文献の中でもアクセルソン博士の研究が有名です。アクセルソン博士は、メインテナンスを行ったグループと行わなかったグループを長期間にわたって比較検討した結果、メインテナンス群は、歯周病の発症率も歯の喪失も非常に少なかったと報告しています。その結果がかなり良好だったので、多くの歯科医療者が、メインテナンスによって歯と口の健康を維持できると考えるようになり

ました。［＊１］

アクセルソン博士の研究の他にも、定期的に歯科医院へ行くことが歯周病の再発予防になるということを支持する論文が多数発表されており、定期検診は歯と口の健康のために有効であると、多くの人が考えるようになっています。

さらに日本の健康保険制度も、メインテナンス治療を点数的に評価するようになったので、メインテナンスのために定期検診を受けることが加速度的に広まっていったわけです。

この本を読んでいる方の中にも、定期検診に通っているという方は多いと思いますし、クリーニングや歯石除去をしてもらうとさっぱりして気持ちがよいと感じている人もたくさんいるでしょう。歯科衛生士にブラッシングをチェックしてもらわないと、歯みがきがだんだんいい加減になってしまうので、定期的に歯医者に行かないとだめだという人もいるかもしれません。

いずれにしても、**定期検診は歯と口の健康を維持することに大いに役立っているように思えます。しかし、視点を変えて定期検診を眺めてみると、そこには世間に流布している情報とはまったく違った事情が垣間見えてきます。**

定期検診へ通っていても歯周病は悪化する

歯科医院に定期検診で行くと、むし歯の有無など歯の状態を調べ、歯周病や唾液などの検査を行った後、ブラッシング指導、歯石の除去、歯面清掃を行うというのが一般的です。現在、これらの行為に対して、健康保険の点数が認められているので、多くの歯科医院で定期検診のときにこれらの諸項目を行っています。［＊2］これらの中で、ブラッシング指導の保険点数を請求するためには、「指導を15分以上行うこと」という決まりがあるので、患者の回転を重視する歯科医院では、ブラッシング指導を割愛してしまっているかもしれません。

定期検診で歯石の除去や歯面清掃を行っていれば、歯周病の再発や進行を予防できるというのが、日本の歯科医療者が口にする定期検診の有効性です。しかし、口の中を調べて歯石の除去や歯面清掃を行うだけで、歯周病の発症や進行を予防することができるのでしょうか？　歯周病の予防や治療というのはそれほど単純なものなのでしょうか？　はなはだ疑問が残るところです。実際には歯科医院で定期的に歯石を取っていたにもかかわらず、歯周病がどんどん悪くなってしまったと来院する方が多くいるのです。

歯周病が気になって、歯科医院に定期的に通っていたという50代の女性が来院しました。6、7年の間、3カ月に一度歯科医院を訪れ、歯石を取ってもらっていたけれど、歯周病を予防するどころか、かえって悪化しているような気がするので、診て欲しいということでした。

口の中を診ると、左下の奥歯がブリッジで修復してあるのですが、そのブリッジが重度に動揺しており、かなり歯周病が進行しているようです。

「このブリッジが相当揺れているようですが、定期検診に通っていたとき、そのことを担当歯科医にお話しにならなかったのですか？」

「もちろん、何度も話しました。そのたびごとに、歯の周りの消毒をして、薬を注入してくれました」

「そうですか」

「揺れがひどくて噛めないと申し上げたら、手前の歯とつないでくださいました」

ブリッジと前側の隣在歯は接着レジンで固定され、ワイヤーが埋め込まれていますが、現在では固定の役には立っていません。

「だいぶん悪いのでしょうか？」

「そうですねえ、X線写真を撮影してみましょう」

X線写真を見ると、歯周病が重度に進行していることが分かります。

「手前の歯の根の周りが真っ黒になっています。ことによると、こちらの歯はもう抜けてしまっているかもしれません」

実際にブリッジのつながっている部分を切断すると、手前の部分の歯は自然に抜け落ちてしまいました。

「ええっー、何でこんなことになってしまったのでしょう？」

「かなり以前から歯周病が進行していたのではないかと思います」

「そうですよね、私もそうではないかと心配して、歯科医院へ行っていたのです。前の先生はこのことに気付いていなかったのでしょうか？」

「そんなことはないと思います」

「では、なぜ？」

「歯周病が進行しているのが分かっていても、どのような処置をしてよいか分からなかったのだと思います」

「3カ月に1回、歯石を取って、クリーニングしていました。お薬も入れてもらいましたし、揺れも止めてもらいましたが、それではダメなのですか？」

「それで、進行を止められる可能性もないとは言いませんが、ほとんどの場合うまくいかないでしょう」

「えっ、なぜですか？」

「歯石を定期的に除去しても、歯のクリーニングを熱心に行っても、歯周病の進行を止めることはできないからです」

症例１　定期検診へ通っていても歯周病が悪化

50代の女性。

歯周病が気になって、３カ月に一回定期検診に通っているが、歯周病が悪化しているような気がする、と訴えて来院しました。

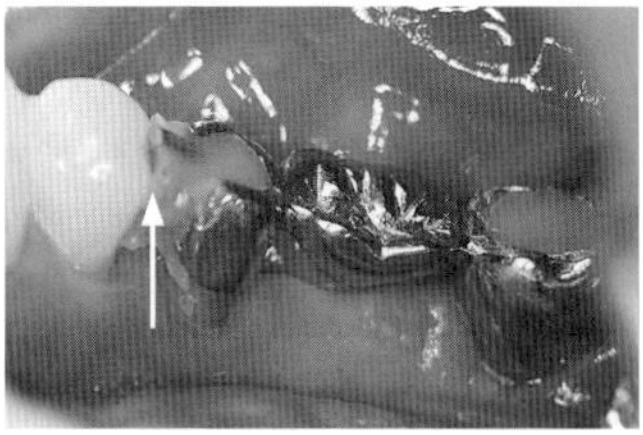

①右下に装着されているブリッジが大きく揺れている。動揺が大きい。動揺を止めるためにワイヤーで固定したが、外れてしまっている（⇦）。

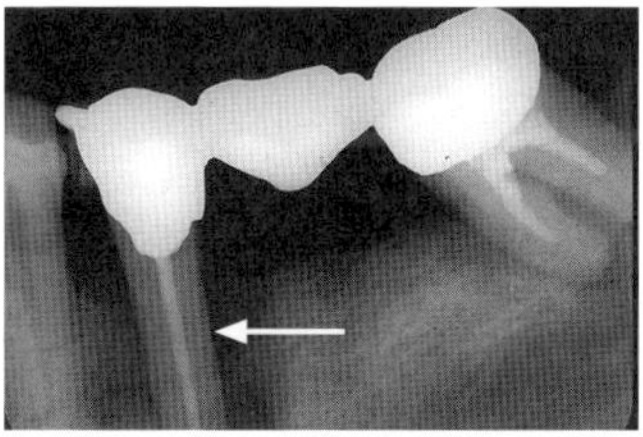

② X線写真では左側の歯の根の周りが真っ黒になっている（⇦）ので、歯を支えている骨が全部溶けてしまっているようだ。

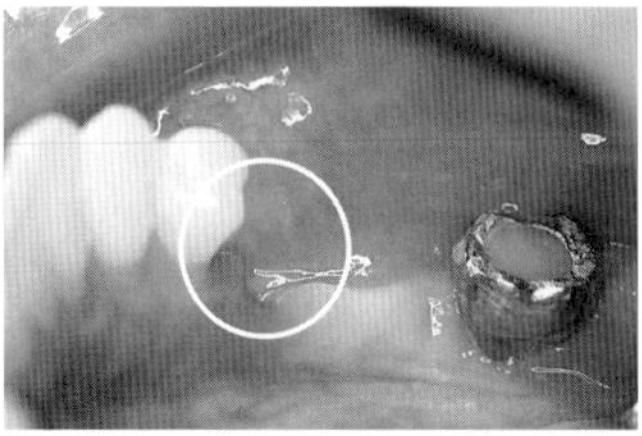

③ブリッジを切断すると、歯は痛みも出血もなく取れてしまった。

歯石は歯周病の原因ではない

歯石を除去しても歯周病の進行を止めることができないというのは、歯石は歯周病の原因ではないからです。

「ええっー、歯石は歯周病の原因ではないの！」、と驚かれた方もいらっしゃると思います。しかし、歯石が歯周病の原因でないことは、もう何十年も前から歯周病の教科書にも記載されていることです。従って、いくら定期的に歯石を除去しても、歯周病の進行を止めることはできないのです。

20世紀の半ばくらいまで、歯石が歯周病の原因であると考えている歯科医もいました。しかし、１９６０年代に行われたハロルド・ローの実験により、歯肉炎の原因は歯に付着しているプラークと呼ばれる細菌の塊である、ということがはっきりしました。その結果、歯石は歯周病の直接の原因ではないと考えられるようになったわけです。

歯石の表面の粗造《そぞう》さにより、歯周病の原因になるのではないかと主張する人もいましたが、サルを用いた研究で、歯石の表面が消毒されていれば、その上に正常な組織が形成されることが確認されたことで、歯石の表面の粗さだけでは、歯肉炎を起こせないということも科学的に立証されました。つまり、歯石が歯周病の原因であることは完全に否定されてし

まったわけです。［＊3］

歯石は歯周病の原因ではないので、定期的に歯科医院で歯石を取っても、歯周病の予防や治療の役にはあまり立たない、ということになります。ただ、歯石の表面はザラザラしており、プラークが付着しやすいので、取らないより取った方がよいということはいえるでしょう。しかし、**歯周病の発症や進行を予防するために、定期的に取らなくてはいけないということはないということになります。**

症例２　長期間歯石をつけている

世の中全体からみれば、歯科医院へ行って定期的に歯石を取っている人はごく少数だと言ってよいでしょう。歯石をつけたまま日常生活を送っている人がほとんどです。しかし、歯石をつけたままで生活している人に、組織破壊性の歯周病である歯周炎が発症しやすいということは聞いたこともありませんし、そのような報告もありません。

次に示す症例は思い出したようにときどき来院する患者さんです。来院するときは必ずといってよいほど歯石が沈着していますが、24年の間、歯周炎を発症することはありませんでした。

私の診療室ではこのような患者さんがほとんどです。特に下の前歯の裏側に歯石をつけたままで放置している人がたくさんいますが、一人として組織破壊性の歯周病を発症した人はいません。ですから、定期的に歯石の除去をしても、歯周炎の治療にも予防にもならないということになります。

さらに、歯石の除去が歯周病、特に歯周炎の予防にも治療にもあまり関係しないことを示すデータがあります。［＊4］それは、歯石がよく沈着する部位と歯周炎の発症しやすい部位は一致しないという研究です。

歯石が一番つきやすいのは、この症例のように、下の前歯の裏側です。しかし、この部位が、歯周炎の好発部位というわけではありません。

つまり、歯石の付着と、歯周病の発症、進行とはあまり関係がないと考えられるわけです。

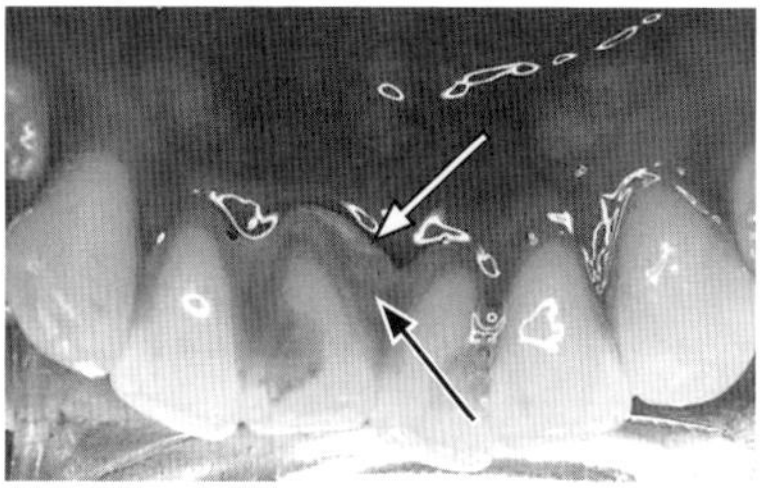

治療開始時（1998年２月）

① 36 歳女性。下の前歯の裏側に歯石がついており（⬅）、歯肉は赤く腫れている（⇦）。

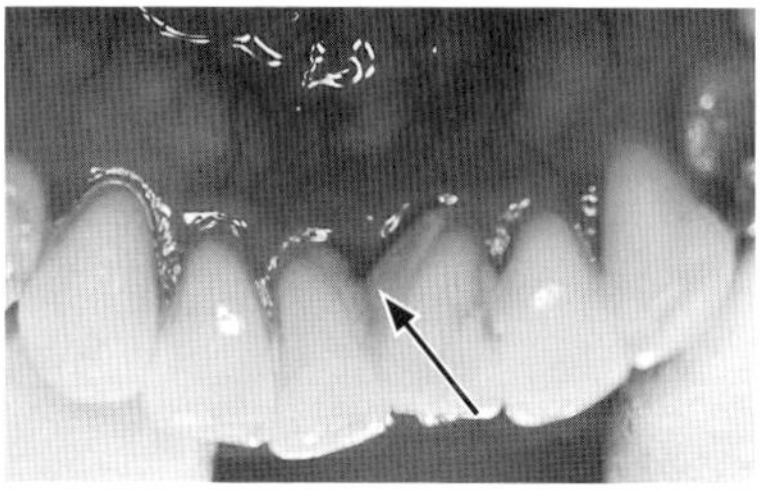

10年後（2008年２月）

② 10 年後に来院したときの状態。歯石のつき方は変化しているが、歯石が沈着していることに変わりはない。

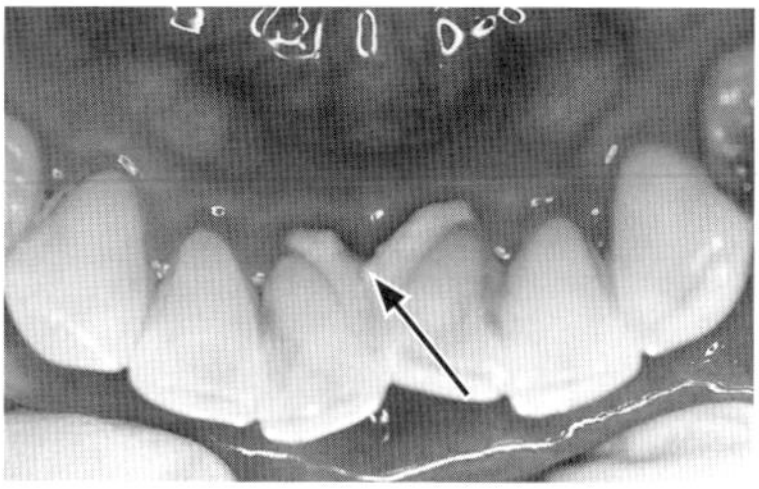

18年後（2016年5月）

③来院するたびに歯石は除去しているが、同様の位置に歯石が沈着してしまっている。

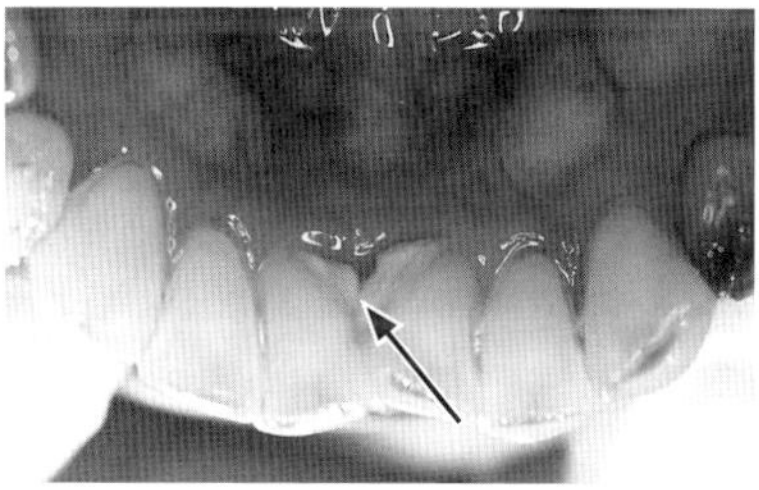

24年後（2022年5月）

④ 24 年後の状態。歯石のつき方に違いはあるが、歯石が沈着していることに変わりはない。

効果が期待できない定期検診のクリーニング

定期検診で行われる行為の一つに、歯面清掃があります。歯面清掃は歯科医療者が回転器具を用いて、歯を清掃する行為で、英語ではプロフェッショナルメカニカルトゥースクリーニング（ＰＭＴＣ：Professional Mechanical Tooth Cleaning）といいます。

歯みがきでは落とせない着色や細菌の塊であるプラークをプロの手で掃除するというのがその主旨ですが、せっかく除去しても、プラークは次の日には再沈着してしまうので、定期的に歯科医院で歯面清掃を行っても、歯周病の予防にも治療にもあまり役立ちません。

プラークは、バイオフィルム［＊5］というネバネバベタベタで歯の表面にこびりつくという性状を備えています。このバイオフィルムを破壊するために歯面清掃を行う、と言っている歯科医療関係者もいますが、このバイオフィルムは毎日破壊しなければ何の意味もないわけです。ですから、**バイオフィルムは歯科医院で破壊するものではなく、歯ブラシで毎日毎日破壊しなくてはならないのです。**

着色はそれほど簡単に再沈着しないので、その効果はある程度の期間持ちますが、着色は細菌性のものではないので、取っても取らなくても歯周病の予防や治療には関係しません。日本の健康保険でも歯面清掃は歯周病の治療ではなく、プラークコントロールを動機付けするための手段と位置付けされています。つまり、**それ自体による治療効果は期待していないということになります。**

歯科医療を行っていく上で、その治療が科学的根拠に基づいて行われているかどうかはとても大切なことです。この「科学的な根拠に基づく医療」のことを、ＥＢＭ（Evidence-Based Medicine）といいます。科学的に根拠のない、医療従事者の経験や勘に頼った治療方法を選択すると、その効果が期待できないどころか患者さんに悪影響を及ぼしてしまうことさえあります。そのために、歯周病治療を行う上で、ＥＢＭはとても重要になるわけです。

ＥＢＭを行うために、最も信頼されている情報源としてコクランライブラリーのシステマティックレビューがあります。コクランライブラリーのシステマティックレビューは科学的に信頼できるデータをレビュー論文としてまとめたもので、ＥＢＭの情報基盤となっているものです。

この、コクランライブラリーの中に、**定期的な歯石除去や歯面清掃は、歯周病の発症や進行の予防にはならない、という報告があります。この論文では、定期的な歯石除去と歯面清掃は、歯肉の炎症、ポケットの深さなどに変化をもたらさない、と報告しています。**［＊6］

つまり、**定期的に歯科医院に行って、歯石除去や歯面清掃を行っても、歯周病の発症や進行を防ぐ効果は期待できないということになるわけです。そして、このことに関して、最も信頼できる科学的なエビデンスがそれを証明しているということになるわけです。**

定期検診より毎日の歯みがきによるプラークコントロール

前述した通り、歯石除去や歯面清掃を定期的に行っても、歯周病の発症や進行を防げないことは、科学的にも立証されているわけです。しかし、アクセルソン博士の研究をはじめ多くの論文で、メインテナンスを行っている患者さんは、行わなかった患者さんより成績がよいと報告されています。これはなぜなのでしょうか？

これには二つの理由があると考えられます。

一つは、患者さんの歯周病に対する考え方のレベルです。

アクセルソン博士の研究では、研究対象になった患者さんは「高い水準の口腔衛生を維持することの恩恵を享受および認識した被験者」と表現されているように、プラークコントロールに対する意識が高く、歯みがきなどのセルフケアを十分行える人たちだったので、非常によい結果が得られたのではないかということです。

つまり、この研究は完璧にプラークコントロールができる人を対象に行ったものなので、歯周病の発症や進行が少なかったという結果が得られたわけです。逆に言えば、**歯みがきや口腔衛生を維持することに対してあまり熱心ではない人が、いくら定期的に検診に行っても良好な結果は得られないということになります。**［＊7］

もう一つの理由は、定期検診の主眼は、プラークコントロールができているか否かをチェックすることで、歯石の除去や歯面清掃を行うことではないということです。**プラークコントロールの重要性を自覚せずに、適当な歯みがきしかしていない人が、毎月のように定期検診に行って、歯石除去や歯面清掃を行っても、歯周病の発症や進行を防ぐことはできないわけです。**

アクセルソン博士の研究は、「定期検診に行って歯石除去や歯面清掃を行っているから、歯周病が防げる」といっているわけではなく、「定期検診に行って、歯周病が悪化しないだけのプラークコントロールを継続している人は、とてもよい結果が出た」という報告なのです。

つまり、**定期検診に行くことより、毎日の生活の中で、プラークコントロールをきちんと行えるかどうかが、歯周病の発症や歯の喪失を少なくすることに大きくかかわっているということになります。**このことはアクセルソン博士の研究報告のタイトルに「定期検診」ではなく、「プラークコントロールプログラム」という用語が使われていることからも理解できると思います。

定期検診で重要なのは患者さんと歯科医のコミュニケーション

以前は定期検診のことをメインテナンスといっていましたが、最近は**サポーティブペリオドンタルセラピー（SPT）**と呼ぶようになっています。これは、1989年に行われた全米歯周病学会第3回ワールドワークショップで、メインテナンスケアという呼称をサポーティブペリオドンタルセラピーという呼称に変えたことによります。

わざわざメインテナンスケアからサポーティブペリオドンタルセラピーという呼称に変更したのは、なぜでしょうか？　歯周病専門医リンデ博士の教科書には、その理由が、次のように記載されています。

「サポーティブペリオドンタルセラピーとは、患者自身が歯周疾患の感染をコントロールすることを『支援』することと、患者と歯科医療者間の積極的なフィードバックメカニズムを提供することである」

つまり、メインテナンスという呼び方をサポーティブペリオドンタルセラピーという呼称に置き換えることにより、**定期検診では患者と医療者が十分コミュニケーションを取り、患者自身が行うプラークコントロールを支援することが最も重要である、**ということを前面に押し出したわけです。

繰り返しになってしまいますが、**歯周病の発症や進行を予防するのは、定期検診で歯科医院に行くことではなく、自らの手できちんとプラークコントロールをすることが重要なのです。そのことを怠って、歯科医院で歯石を除去したり、歯面清掃を行ったりしても、歯周病の発症や進行を予防することはできない、ということを十分理解しておく必要があります。**

日本の健康保険では、歯周病がほぼ安定した状態を維持することを「歯周病予防処置」、進行した歯周炎の歯が残っている場合の定期検診をサポーティブペリオドンタルセラピー（ＳＰＴ）と区分けしているようですが、これは保険の制度上の区分けで、歯周病学的な観点とは少しズレているのではないかと思います。

理想的メインテナンスをしても歯周病は発生することがある

それでは、「高いレベルの口腔衛生を維持できれば、歯周病の発症率を少なくできるのでしょうか?」その疑問に対しては、リンデ博士の「進行歯周病治療患者の長期維持」という文献が答えを与えてくれます。[＊8]

この論文では、進行した歯周病で外科手術などの積極的な歯周病治療を受けた26歳から71歳、総勢75人の患者さんの14年間の経過を調べています。

研究に参加した患者さんは適切なプラークコントロールについて詳細な指示を受け、3～6カ月ごとのメインテナンスプログラムに入りました。定期検診では歯石の除去、歯面清掃とともに、プラークコントロールの徹底的な強化が図られました。75人のうち、14人がドロップアウトしてしまっています。

14年後の検査結果では、多くの人がおおむね健康な歯周組織を維持していましたが、一部の被験者に歯周病の悪化が認められました。61人のうち15人の被験者に歯周病の再発が認められ、7人の患者が歯を喪失していたのです。

徹底的にプラークコントロールを指導され、定期的にブラッシング指導や歯石除去、歯面清掃を行っていても、25％近い人の歯周病が悪化して、18％の人の歯が脱落してしまったわけです。

ここに「定期的にブラッシング指導や歯石除去、歯面清掃」と書きましたが、このブラッシング指導や歯石除去は、歯周病治療のメッカ、イエテボリ大学のプロ中のプロの歯科医や歯科衛生士が実践したもので、衛生士学校を卒業して間もない歯科衛生士が行う定期検診でのブラッシング指導や、歯石除去とはかなりレベルが違うと考えられます。

つまり、その時点での最高峰と考えられるメインテナンスプログラムが実践されたのにもかかわらず、歯周病の再発や歯の喪失が起こってしまったということになります。この研究は歯周病治療が終了した患者さんが被験者になっているので、アクセルソン博士の研究と違って、歯周病の再発再燃が起こりやすくなっているということはいえるかもしれません。

４人に１人の割合で歯周病が悪化して、歯を喪失してしまった人が５人に１人という結果をどうとらえるかは、人それぞれだと思いますが、私は、**理想的なメインテナンスでも限界があるということを、この論文は如実に示しているのではないかと考えています。**

定期検診は患者さんの増加が見込める大事な経営要素

定期検診に行って歯石除去や歯のクリーニングをするだけでは、歯周病の発症や進行を防ぐ効果はほとんどできないということがお分かりいただけたと思います。

歯周病の予防は、歯科医療者が行う歯石除去やクリーニングではなく、高いレベルのプラークコントロールを維持することが必要不可欠なのです。しかし、それができたとしても、歯周病の再発や進行を抑えることができない場合もあるということを、リンデ博士の研究は教えてくれています。

プラークコントロールをはじめとした口腔環境の管理は、主として家で行うべきことで、歯科医院でできることは限られています。少なくとも定期的に歯科医院に行ったからといって、高いレベルのプラークコントロールが維持できるわけではないことは明らかです。

ところが、日本の歯科医療関係者は、定期検診で歯科医院に来院させることばかりに夢中で、プラークコントロールやブラッシングについてはあまり熱心ではありません。定期検診において、ブラッシング指導を端折ってしまう歯科医院さえ存在するのですから、臨床現場でのプラークコントロールは、かなり軽視されているといってよいでしょう。

なぜ、日本の歯科医療関係者は、プラークコントロールやブラッシングより、歯科医院に定期的に来院させることばかりに力を入れるのでしょうか。その答えは、日本で行われている定期検診を別の観点から眺めてみると分かってきます。別の観点というのは、歯科医院経営という視点です。この視点で定期検診を眺めてみると、定期検診は実にうまみのある診療行為であるということが分かってきます。

どのような商売でも、商品をたくさん売ることで利益を上げることができます。歯科治療では、むし歯を削ってかぶせることが一般の商売の商品に該当します。従って、できるだけ多くの歯を削り、クラウンを数多く装着することで売り上げを伸ばしてきたわけです。

しかし、健康保険で行うクラウンの単価は、欧米のそれに比べるとかなり安価に設定されています。そのため、保険のクラウンで売り上げを確保するには、数多くクラウンを入れる必要があります。

私が大学を卒業したころは、まだまだ歯科医不足が叫ばれていたころで、バケツ冠と呼ばれる粗悪なクラウンをどんどん装着するというやり方で、多くの歯科医院が信じられないような売り上げを計上していました。しかし、時代とともに新設の歯科大学が次々に誕生し、あっという間に歯科医師過剰の問題が持ち上がってきました。歯科医師数の増加とともに来院する患者さんは激減し、閑古鳥の鳴いている歯科医院をあちらこちらに見かけるようになりました。保険のクラウンを薄利多売することで経営を成り立たせる時代は、終焉を迎えたわけです。

保険のクラウンで売り上げを伸ばすことができなくなった歯科医院は、自費治療に軸足を移し始めました。医院経営のために、自費治療を勧める歯科医がどんどん増加してきたのです。

しかし、インプラントだ、セラミックだと自費診療を宣伝しているうちに、今度は日本人の疾病構造が変化して、セラミックをかぶせるようなむし歯は激減し、インプラントを埋入できる欠損も少なくなってしまいました。つまり、歯医者の主力商品であるインプラントやセラミックを必要とするお客さんが減少してしまったのです。

そこで、歯科医は新たな商品を開発する必要に迫られました。そのような状況の中で開発された新商品が「定期検診」なのです。

定期検診は、むし歯や歯周病の状態をチェックする行為ですから、歯科疾患があろうがなかろうが、多くの人が歯科医院へ来院してくれる対象になります。「検診」を「健診」という字に換えれば、それまで歯科医院と縁もゆかりのなかった人まで顧客として取り込むことができることになります。

つまり、「定期検診」を社会に広めることで、歯科医院のユーザーを一挙に倍増させることができるようになったわけです。

定期検診の質の良し悪しを患者さんは判断できない

患者数の減少、言葉を換えれば売り上げの落ち込みに悩んでいた歯科医院経営者にとって、「定期検診」は画期的な新商品となりました。しかも、この商品のメリットはユーザーの拡大だけではありません。商品の質があまり問われないという長所があるのです。

通常、商品が売れるのは、その商品の質が競合商品より優れているからという理由がほとんどでしょう。歯科医院の主力商品である補綴物であれば、よく噛める、審美的に優れている、簡単に取れてしまわないなど、質のよいものがよい商品ということになるわけです。そして、そのようなかぶせ物を入れてくれる歯科医は「腕のよい歯医者」として人気が出て、患者さん、つまり顧客が集まってくるわけです。

ところが、**定期検診は消費者たる患者さんに、品質の良し悪しが判断できません。**かぶせ物や詰め物の質は使ってみれば、患者さんにもそのクオリティは分かるのですが、定期検診で行われる歯石除去やブラッシング指導が良質なものかどうかは、患者さんにはほとんど判断できません。かろうじて、歯石を取るときに痛くなかった、出血しなかったなどのことから、術者の熟練度を判断することくらいしかできません。

しかし、その熟練度というのは、表面の歯石だけを適当に取るだけで痛みも出血もさせない、あるいは深いところにある歯石は無理して取らない、というごまかしの熟練ということもあるわけです。ブラッシング指導にいたっては、その衛生士さんのブラッシング指導がよいのか悪いのか、患者さんには皆目見当がつきません。

歯石除去にしても、ブラッシング指導にしても、定期検診で行われているそれぞれの行為が、質の高いものなのか、それほどでもないのかは、かぶせ物の場合と違って患者さんが判定することはほとんどできません。換言すれば、昨日卒業したばかりの歯科医師や歯科衛生士が行う定期検診も、経験を十分に積んだ歯科医療者が行う定期検診も、その内容がよいものか悪いものかを患者さんが判断することはできないわけです。

その上、前述した「定期的な歯石除去や歯面清掃は、歯周病の発症や進行の予防にはならない」というコクランのシステマティックレビューにあるように、**歯石を取り残しても、歯面清掃に不備があっても、歯周病の発症や進行の予防にはあまり関係しません。**

従って、**臨床現場では定期検診の質が高かろうが低かろうが、問題になることは一切ないということになるわけです。**

定期検診のクリーニングは時間をかけない方が経営上は有利

歯石取りや歯面清掃は、歯科医院側の事情で、「今日は忙しいからこの部分は手を抜いてしまおう」と時間を短くしても、患者さんがそれに気付くことはありません。たとえ気付いたとしても、それを面と向かって指摘することはまずできません。せいぜい「あらっ、今日はずいぶんとあっさりしているのね」などと皮肉を言うのが精いっぱいで、かぶせ物が合っていなかったり、噛みにくかったりしたときのように、はっきりと問題点を指摘することはできません。

保険診療は出来高払いですから、歯石を除去すれば何点、歯面清掃をすれば何点と定められているだけで、半日かけても、ものの10分で終わってしても、まったく同じ点数が与えられます。やってもいない歯石除去を請求すれば不正請求になってしまいますが、10分で終わってしまっても、保険請求上では何ら問題とならないわけです。

多量に歯石がついている患者さんは、時間内に取り切れないこともあります。この場合、取れるだけ取って指定された時間で終わらせてしまうか、あるいはもう一度予約を取って丁寧に歯石除去を行うか、ということになります。しかし、もう一度アポイントを取るような衛生士は、歯科医院内では歓迎されません。なぜなら、歯石取りに時間をかけたからといって、売り上げが上がるわけではないからです。歯科医院によっては、そのような衛生士は、院長やベテラン衛生士から無能呼ばわりされている可能性すらあるのです。

歯面清掃というのは、清掃用のペーストに含まれている研磨剤で歯の表面を微小単位で削り取ってきれいにする行為です。研磨剤で削られた面はザラザラしていますので、また汚れがつきやすくなります。従って、粗い研磨剤だけでクリーニングを終わらせてしまうと、比較的短期間のうちに色素が再付着してしまいます。それを防ぐためには、研磨剤の粗いものから細かいものへと順を追って、最終仕上げまで丁寧に清掃を行う必要があります。

しかし、仕上げ研磨までやっていると時間がかかってしまうので、時間短縮のために粗研磨だけで、歯面清掃を終わりにしてしまう歯科医院があるかもしれません。「あらー、この間クリーニングしたばかりなのにもう黒ずんできてしまったわ」と、着色が目立ってくれば、患者さんは短いサイクルで歯科医院に行くことになります。

経営の観点からみれば、短期間のうちに何度も来院してくれれば、それに越したことはありません。売り上げ重視の歯科医院では、「クリーニングに余計な時間をかけない方がよい」ということになっているかもしれません。

定期検診が3カ月に1回なのは歯科医院の経営事情

日本の健康保険制度における定期検診は、歯周病治療を終了した後のメインテナンスとして、歯周病重症化予防治療（Ｐ重防）、あるいは歯周病安定期治療（ＳＰＴ）として行われています。Ｐ重防とＳＰＴは、歯周病治療が終了した後の病状によって違ってきます。ポケットの深さがおおむね３㎜以下だが、歯肉炎症状などがあるものがＰ重防、４㎜以上のポケットが残っているものの、病状が安定しているものはＳＰＴと区分けされますが、定期検診で行われる内容に、どちらも違いはありません。

一般的には、歯周病などの検査が行われたのち、ブラッシング指導、歯石除去、歯面清掃などが行われます。定期検診は３カ月とか４カ月、あるいは半年に一度くらいのペースで行っている歯科医院が多いようです。閑古鳥が鳴いている歯科医院では、できれば毎月来てくださいと言いたいのでしょうが、健康保険では、それはできない約束になっています。つまり、**Ｐ重防もＳＰＴもその点数を算定できるのは、３カ月に１回というルールがあるからです。毎月来院してもらっても、医院側の売り上げにはつながらないわけです。**

歯科医や歯科衛生士が、したり顔で、「患者さんの状態によって定期検診の間隔を考えています」などとYouTubeで発信していますが、内情を探れば予約がスカスカなので３カ月後に来てくださいというのが正直なところなのです。別に、その患者さんの病状により、3カ月ごと、半年ごとと区分けしているわけではないと私は思います。なぜなら、いくら歯石を取っても歯面清掃を行っても、歯周病変を改善できるわけではないからです。この最低3カ月に1回というルールですが、これには例外があります。それは、「かかりつけ歯科医機能強化型歯科診療所（か強診）」の届出を出している歯科医院では、毎月ＳＰＴを行うことができるというものです。

か強診というのは設備や診療室のシステムなどを整備して届出を出すことで、厚生労働省の指定を受けることができた診療所です。このか強診の届出を出した歯科医院では、ＳＰＴを毎月行うことができる上、ＳＰＴなどの点数は通常より高くなります。つまり、**か強診の届出を出した歯科医院は、他の歯科医院と同じことを行っていても売り上げは増加するわけです。逆に患者さん側から見れば、負担金が増えてしまうということになるわけです。**

酸いも甘いも噛み分けるベテランの衛生士によるスケーリングや歯面清掃でも、今年の春に卒業したばかりの衛生士のスケーリングや歯面清掃でも、点数的には同じ評価というのが健康保険の原則です。これだけでも悪平等極まりない評価なのですが、か強診の場合はこの不合理がさらに拡大されます。

か強診の届出を出した歯科医院に勤務する新米衛生士のＳＰＴは、か強診の指定を受けていない診療所のベテラン衛生士のＳＰＴより、その点数が高くなってしまうのです。

歯科医院にさらに利益をもたらす定期検診

定期検診はユーザーの減少という歯科医たちの悩みを吹き飛ばしたばかりか、商品の質はあまり問われないという、経営者にとっては願ったりかなったりの新製品だったわけです。これだけでも医院経営の観点からみれば、十分有り難い話なのですが、それにも増してオイシイ話があります。

医院経営からみた定期検診のデメリットは時間当たりの売上額が、補綴治療に比べて安いことにあります。定期検診とむし歯治療を同じ時間行うとすれば、たとえ保険診療であっても、むし歯治療は定期検診の2倍から3倍の売り上げを確保することができます。従って、次から次へとむし歯治療の患者さんが訪れてくれれば、定期検診を行うより、削って詰めている方が医院の収入は増加するので、定期検診はそれほどメリットがないということになります。ところが、実はそうではありません。**定期検診の利益率は、充填処置より高いと考えられるのです。なぜなら、現在ではむし歯の患者さんがそれほどたくさんいないことと、定期検診の主たる担い手が衛生士であるということがその利益率に深く関係しているからです。**

定期検診で行う内容をもう一度見直してみましょう。**歯周病検診にはじまって、ブラッシ**

ング指導、歯石除去、歯面清掃などが定期検診で行う主なものですが、これらは皆、歯科衛生士一人でできることなのです。つまり、歯科医はほとんど関与せず、衛生士に任せっきりでも、その日の治療を終えることができるわけです。

例えば、定期検診で1万円の売り上げがあるとしましょう。歯科医は同じ時間があれば、充填処置を行うことで2万円から3万円程度の売り上げを計上することができます。この場合、1万円売り上げる歯科衛生士より、2万円を売り上げる歯科医の方が、医院の経営に貢献していると考えられます。しかし、別の観点から考えてみると、その比較は妥当ではないことが分かります。それは歯科医と衛生士の給与が違うからです。歯科医の給料は衛生士の3、4倍、あるいはそれ以上の可能性があります。つまり、給与の観点から考えると、歯科医は衛生士の4人分、つまり4万円以上の売り上げが必要ということになるわけです。

診療台の限られている歯科医院では、歯科衛生士に診療台を占有されて診療単価の低い定期検診を行うよりは、歯科医が診療単価の高い処置を行う方が売り上げを確保できるのですが、診療台を6台、7台あるいはそれ以上設置して、数多くの歯科衛生士を雇っている歯科医院で定期検診を行えば、歯科医がほとんど関与することもなく、莫大な売り上げを計上することができるわけです。その上、この定期検診に来院した患者さんの中から、インプラントやセラミックなどの高額治療の症例を見つけ出し、その治療を歯科医が行えばさらに売り上げを伸ばすことができるわけです。

本来の目的から外れてしまった定期検診の実態

定期検診に関連して、「歯石は取らなくてよい」という動画をYouTubeに投稿しました。歯石は歯周病の直接的な原因ではないので、定期的に取る必要はないという主旨の動画です。

動画をアップしてすぐに、「う〜ん…ではどうすればよいのか？　となりますね…」というコメントが寄せられ、「私もそう思います」という書き込みが続きました。

この二人のコメントを読んで、やっぱりそうだったのか、と今更ながら妙に納得してしまいました。なぜなら、現在、日本で行われている定期検診は、歯科医療者の介入する歯石除去と歯面清掃をメインに行われている、ということをこの二つのコメントが如実に物語っていたからです。

しかし、これまで書いてきたように、**現在、日本で行われている定期検診は歯科医院の売り上げを増やすことには大きく寄与しますが、歯周病の発症や進行の予防にはあまり役立ちません。従って、これらのコメントは、多くの人が定期検診の本来の目的を理解しておらず、日本で行われている定期検診は本来の目的からは大きく逸脱してしまっていることを示しているということになります。**

定期検診に行くと、歯石や汚れをきれいにしてくれて、さっぱりするから、本来の意味から多少外れていてもよいのではないかとおっしゃる方もいると思います。それはそれでよいとは思いますが、二つの問題点を指摘しておきたいと思います。

一つは、定期検診に通っていれば、歯科疾患の発症や進行を予防できると考えている患者さんを欺いているのではないか、ということ。

もう一つは、患者さんの歯と口の健康にそれほど役立たないことに、健康保険という公的な資金が使われているのはどうなのだろうか、ということです。

現在、日本で行われている定期検診は定期検診本来の姿が見失われ、歯科医院の経営のために行われている面が強くなっているのではないか、と私は考えています。

注

＊1「成人の歯の死亡率、虫歯、歯周病に対するプラーク制御プログラムの長期的な影響」

背景　細菌性プラークはう蝕や歯周病の主な病因なので、う蝕と歯周病の予防は、この細菌性プラークをコントロールすることに基づいていなければならない。

目的　慎重に管理されたプラークコントロールプログラムを維持した成人のグループで、30年間の歯の喪失、むし歯、アタッチメントの喪失の発生率を監視する。

材料と方法

①175人の被験者のテストグループと、180人のコントロールグループが選ばれた。

②6年後にコントロールグループの検査は終了した。テストグループは引き続き30年間検査が続けられた。

③検査はプラークおよび歯石の付着状態、むし歯の有無、ポケットの深さの調査、付着レベルなどが、3、6、15、30年後に調べられた。
④最初の2年間は2カ月に1回、3年間から30年目までは3カ月から12カ月に1回、参加者は個別のニーズに基づいて、適切なプラークコントロール対策に焦点を当てた自己診断とセルフケアに関する追加の教育を受けた。

結果
①30年の期間中に失われた歯はほとんどなかった。さまざまな年齢のコホートで0・4～1・8本であった。
②歯の喪失の主な理由は歯根破折だった。重度歯周病または、う蝕のために失われた歯は21本であった。

結論　本研究は、定期的に励まされただけでなく、高い水準の口腔衛生を維持することの恩恵を享受、および認識した注意深く監視された被験者のグループにおける予防歯科治療の30年の結果について報告した。この対象サンプルにおけるむし歯、歯周病、歯の死亡率は非常に低かった。30年間のすべての予防および治療努力は一つの私立歯科医院で行われたため、ランダムに選択された被験者サンプルからの口腔疾患データを示す縦断的研究と比較する場合は注意が必要である。

Axelsson P1, Nyström B, Lindhe J, *"The long-term effect of a plaque control program on tooth mortality, caries and periodontal disease in adults. Results after 30 years of maintenance.",* J Clin Periodontol. 2004 Sep;31(9):749-57.

＊2　健康保険点数1点につき10円の診療報酬が支払われる。
初診料　264点
再診料　56点
X線写真　パノラマX線写真　317点、デンタルX線写真　48点
歯周病検査　歯周基本検査　200点（20歯以上）、歯周精密検査　400点（20歯以上）
歯石除去　72点（1ブロック）　28本の歯石除去を一度にやると72＋38×5＝262点

歯科衛生実地指導料　80点（15分以上の指導が必要）
歯科疾患管理料　１００点（初診月は80点）
機械的歯面清掃処置　72点（歯科疾患管理料を算定していないと請求できない）
歯周病予防処置　３００点（20本以上）
歯周病安定期治療（ＳＰＴ）　３５０点（20本以上）
かかりつけ歯科医機能強化型歯科診療所加算　＋１２０点
「社会保険歯科診療報酬点数表」　２０２２年4月1日実施

＊３
「歯肉組織に対する歯石表面の粗さの影響」

歯石表面の粗さだけでは歯肉炎を起こすことはない。

J WAERHAUG, *"Effect of rough surfaces upon gingival tissue"*, J Dent Res. 1956 Apr;35(2):323-5. doi: 10.1177/00220345560350022601.

「接合上皮と歯石の間の細胞付着の電子顕微鏡による証拠」

サルを用いた実験で、歯石の表面がクロルヘキシジンによって消毒されれば、歯石の表面にヘミデスモゾームによる正常な上皮性付着が形成される。

M A Listgarten, B Ellegaard.J, *"Electron microscopic evidence of a cellular attachment between junctional epithelium and dental calculus"*, Periodontal Res. 1973;8(3):143-50. doi: 10.1111/j.1600-0765.1973.tb01752.x.

「滅菌した歯石および滅菌していない歯石に対するモルモットの組織反応」

オートクレーブで滅菌された歯石は、結合組織中で炎症あるいは膿瘍形成を誘発することなく被包化されることが証明された。

D L ALLEN, D A KERR.J, *"TISSUE RESPONSE IN THE GUINEA PIG TO STERILE AND NON-STERILE CALCULUS"*, Periodontol 1965 Mar-Apr;36:121-6. doi: 10.1902/jop.1965.36.2.121.

歯石と歯周病とのかかわりは、１９５０年代の研究報告で示されているが、それらの報告は歯石とその表面を覆っている細菌性プラークをひとまとめにして考えていた。しかし、歯石のみでは歯周病の原因とはならないことが、これらの研究で示されたということになる。

＊４　Jan Lindhe, Niklaus P.Lang, Thorkild Karring,『Lindhe 臨床歯周病学とインプラント第4版』、クインテッセンス出版、２００５年

「タンザニア人における歯周破壊のパターン」

プラークと歯石の分布は歯周炎の広がりと一致しない。

Vibeke baelum, Baelum V, *"Pattern of periodennal breakdown in adult Tanzanians."*, Scand J Dent Res. 1987 Jun 95(3),221-228.

＊５　口腔内の歯周病菌、その他の雑菌によって構成される細菌の集合体。

＊６　「歯周治療における定期的な歯石除去と歯面清掃」
「コクランライブラリーの歯面清掃〈ＰＭＴＣ〉に関するシステマティック・レビュー」

この論文では定期的な歯石の除去や歯面清掃（ＰＭＴＣ）は歯周病治療の効果はないと結論付けている。

背景

①多くの歯科医や衛生士は、歯周病を発症するリスクが低い患者であっても、定期的に患者にスケーリングと歯面清掃を行っている。「定期的な歯石除去と歯面清掃」の臨床的な効果および費用対効果、そのために通う間隔については議論がある。

②歯石除去と歯面清掃は、歯冠と歯根の表面のスケーリングまたはポリッシング、またはその両方を行うものとして定義され、歯垢、歯石、デブリス、ステインを除去する。

③定期的な歯石除去や歯面清掃は一般的な歯科診療所で行われている。この処置は予防、プロフェッショナルメカニカルプラーク除去、または歯周インストゥルメンテーションとも呼ばれている。

目的

①歯周病の定期的な歯石除去と歯面清掃の有益な影響と有害な影響を判断する。

②歯周病の定期的な歯石除去と歯面清掃のさまざまなリコール間隔での有益な影響と有害な影響を特定する。
③歯科医療専門家（歯科セラピストあるいは歯科衛生士）と比較して歯科医によって治療が提供されている場合に、歯周健康のための日常的な歯石除去と歯面清掃の有益な影響と有害な影響を判断する。

結論

①定期的な歯石除去と歯面清掃は、定期的に歯石除去や歯面清掃をしなかった場合と比較して、歯肉の炎症、プロービング深さにまったく違いがなかった。

②定期的な歯石除去と歯面清掃は、定期的に行わない場合と比較して、歯石の付着は少なくなるが、これらの減少が臨床的にどの程度意味があるのかは不明である。この論文では定期的な歯石の除去や歯面清掃（ＰＭＴＣ）は歯周病治療の効果はないと結論付けている。

Lamont T1, Worthington HV, Clarkson JE, Beirne PV, *"Routine scale and polish for periodontal health in adults."*; Cochrane Database Syst Rev. 2018 Dec 27;12:CD004625.

＊7 プラークは歯の表面についている白っぽい沈着物で、細菌の塊で、日本語では歯垢という。歯の表面についたプラークはむし歯の原因となり、歯と歯肉の境に停滞したものは歯肉炎（歯周病）を引き起こすと考えられている。腸内細菌をはじめとして、ヒトの身体には多くの細菌が棲みついている。これらの微生物群は常在細菌叢（マイクロバイオータ）と呼ばれている。近年、これらの微生物群は、ヒトと一つの生態系を形作り、相互に競合と共同を繰り返し、そのヒトの健康を担っていることが分かってきた。この常在菌の一部がバイオフィルムという性質を備えて、歯の表面や歯と歯肉の境目に付着しているのが、プラークということになる。
バイオフィルムはその中にさまざまな微生物が共存し、互いに情報伝達をしながら複合体を形成しているネバネバベタベタした物質のことをいう。自然界のいたるところで見ることができ、身近なところでは、お風呂場やキッチンの排水溝の「ヌメリ」がその代表的なもので、排水溝を掃除しないで放っておくと、周囲にヌルヌルとしたものがついてくるが、これがバイオフィルムである。プラークもこのバイオフィルムを形成して歯の表面に付着しているわけである。

このネバベタベタしたプラークをきれいにすることを、プラークコントロールという。多くの歯科医療関係者が、プラークを構成している細菌を除去することをプラークコントロールであると考えている。「細菌を取り除く」というと、殺菌、消毒、などという言葉が頭に浮かんでくるが、コントロールという単語には除去という意味はない。コントロールの邦訳としては「管理」「統制」「支配」という日本語を当てるのが一般的である。つまり、プラークコントロールというのはバイオフィルムの形態をとって、歯の表面や歯と歯肉の境目に付着したバイオフィルムを破壊することになるわけである。具体的には、プラークに歯ブラシを当て、細菌の塊をバラバラにして、口腔内常在微生物群がバランスを保てるように管理することなのである。決して、常在微生物群を消毒したり、殺菌したりする行為ではないということになる。従って、消毒や殺菌効果を期待して、歯みがき剤や洗口剤を使用するのは、的外れの行為ということになる。排水溝の「ヌメリ」は水で流しただけでは簡単に取れない。薬液を流してもヌルヌルをきれいに取り去ることはできない。一番確実な除去方法はゴシゴシこすり取ることである。これは口腔バイオフィルムであるプラークもまったく同じで、薬液のうがいなどではきれいにすることはできない。歯ブラシなどでバイオフィルムを物理的に破壊するのが一番効果的なのである。

＊8

「進行歯周病治療患者の長期維持」

目的　重度歯周病治療の終了後、定期的なメインテナンスを14年間行った患者の歯周状態を評価する。

被検者　スケーリング、ルートプレーニング、歯周外科処置、抜歯などの歯周病治療を受けた26歳から71歳までの61人（14名は中断、3名は死亡）。

経過　患者は適切なプラークコントロールに関して、詳細な指示を与えられ、適切なプラークコントロールができるものが選ばれた。メインテナンスケアに定期的に来られることを確約した患者は、3〜6カ月ごとの定期検診に訪れた。定期検診では、口腔衛生および歯肉の状態、プロービング深さおよびアタッチメントレベルのチェックが行われた。必要な場合には、歯肉縁下スケーリング、プロフェッショナルトゥースクリーニングが行われ、オーラルハイジーンが強化された。全顎のX線写真は治療終了時、および1、3、5、8、10、12および

14年後に撮影され、歯槽骨のレベルが判定された。

結果　14年の間に、15人の患者の歯周病が再発した。維持期間中に7人の患者が歯を失った。16本の歯の喪失を引き起こした。対象となった１３３０本のうち16本が失われた。

Lindhe J, Nyman S, *"Long-term maintenance of patients treated for advanced periodontal disease.",* J Clin Periodontol. 1984 Sep;11(8):504-14.

第3章　経営優先の歯医者

患者さんの健康より金儲け優先の歯医者

歯科医院の経営は日々厳しくなっているので、「予防歯科中心の医院経営で成功するコツ」あるいは「年商2億円突破の経営戦略」などと銘打った経営セミナーが隆盛を極めています。

これらのセミナーで取り上げられるテーマは、「どうすれば売り上げを伸ばすことができるか」ということです。

歯科医院で行われている治療行為はすべて患者という顧客に購入してもらう商品というのが、その考え方の基本になっています。従って、歯科治療という商品を売ることで、歯科医院の売り上げを向上させることが歯科治療の目的で、歯科治療によって歯科疾患を治すことや機能回復させることは二の次になってしまっているのです。

例えば、むし歯を削ってできた穴をふさぐときには、歯の色をしたコンポジットレジンという歯冠色の充填物を詰め込んで固める方法や、歯型を取って金属やセラミックを装着する方法などがあります。

これらの処置方法のうち、どのやり方を選ぶかは、むし歯の穴の大きさやその患者さんの口の状態によって決定されます。むし歯の穴が小さければ、コンポジットレジンが適当でしょうし、噛むと力がかかる部分までむし歯が広がっているときは、型を取る方が長持ちします。

型を取る方式では、歯と同じような色をしたセラミックを入れるのが審美的には優れているのですが、その人に「歯ぎしり」や「噛みしめ」などブラキシズム[*1]と呼ばれる悪習癖がある場合、金属を選択した方が結果のよい場合もあります。つまり、**歯と口の健康という観点から考えれば、その人のむし歯の状態によって「よい治療」は違ってくるわけです。**

しかし、経営セミナーの考え方でいけば、歯科医院の売り上げを増やすことが一番大切なので、保険診療の銀歯やコンポジットレジン修復より、利益率が高い自費診療のセラミックが「よい治療」ということになります。

セラミックも適応症を選べば、その患者さんの健康を維持するために優れた歯科材料なのですが、経営を第一に考える歯科医療では、セラミックは自費治療で利益率の高い商品だから「よい治療」ということになるわけです。そして、言葉巧みに「よい治療」つまり歯科医院が儲かる治療へ誘導して、売り上げを伸ばそうとしているわけです。

自費治療で利益を上げる歯医者

歯科治療を金儲けの手段と考える「経営優先」になってしまうと、患者さんの口の健康は頭の片隅に追いやられてしまいます。そして、どうすれば患者さんからお金を引き出すことができるか、ということばかり考える歯科医になってしまいます。

アンブローズ・ビアスが、『悪魔の辞典』［＊2］において歯科医のことを、「おまえの口に金属を入れ、おまえのポケットから硬貨（金）を引き出す男」と記述していますが、まさにその通りのことが現在の日本の歯科臨床の現場で行われているわけです。

経営を優先する歯科医院かどうか判断するには、その歯科医や医療スタッフが話す内容で判断がつきます。どのような治療法が歯と口の健康に役立つのかということを患者さんに話すのではなく、**この治療には自費治療がよいと誘導し、セラミックやインプラントを入れるように熱心に説得するのが、経営を優先する歯科医です。**

トリートメント・コーディネーターあるいはデンタル・コンシェルジュなどと呼ばれる医療スタッフに治療方法の説明、自費治療への誘導を任せてしまっている歯科医院も増えているようです。このことは、その歯科医院が「経営優先」であることの証明に他なりません。

なぜなら、担当歯科医が治療法やその費用の話を自ら行わないというのは、自費治療に少なからず後ろめたさを持っている可能性が高いからです。自分自身が金儲けに走っている歯科医師と見られることを恐れているので、他人に自費治療の説明を任せてしまうわけです。

その歯科医が本当にその人の歯と口の健康のためにその治療が必要であると考えていれば、自費であれ保険であれ、その治療方法の説明を他のスタッフに任せられるわけがありません。その治療が必要なことを一番分かっているのはその担当歯科医で、他の医療スタッフが、患者さんの病状や治療法あるいは患者さんの希望や考え方を知っているわけではないからです。また、その医療スタッフが、治療後の歯と口の健康に関して責任を持ってくれるわけではありませんし、その歯科医院にいつまで勤めているのかも分かりません。

有能なトリートメント・コーディネーターを育てて、自費治療の売り上げを伸ばそうなどと言っている歯科医院は、歯科医療を「商売」と考えている経営を優先する歯科医院以外の何ものでもないわけです。

高額治療で利益を上げる歯医者

経営を優先する歯科医院は、その外観や内装も派手派手しいものになっています。病気を治療する「びょういん（病院）」というより、審美を目的とする「びょういん（美容院）」といった風情になっています。中には、ホテルのような豪華な雰囲気の歯科医院もあります。

私の知り合いは、歯科医院を新規開業するにあたって、シャネルやルイ・ヴィトンなどの高級ブランド店の内外装を参考にするために、都心の専門店の写真をアルバムに収めていました。彼が豪華な診療室を作る理由は、ここの医院はお金がかかりそうだという第一印象を与え、自費診療への誘導を容易にするためだそうです。

もう四半世紀以上も前の話になります。その知人が勤務していた歯科医院に、小さな高級スナックバーを経営している女性が来院しました。

「前歯の調子が悪いのですが、診ていただけないでしょうか？」

オフホワイトのポロシャツに、ライトブルーのウオッシュ加工されたジーンズというラフないで立ちですが、洗練された着こなしで清潔感が漂っています。カルテを見るとほとんどアラフォー世代なのですが、10歳以上若く見え、とても水商売をしているようには思えません。

担当したのはその歯科医院の院長先生でした。

「ははあ、この歯は割れてしまっていますねえ。残念ですが抜歯です」

Ｘ線写真を見ながら、いかにも無念そうに答えます。

「抜かなくてはいけないのですか？　なんとか抜かずに治せないでしょうか？」

「うーむ、無理すればできるかもしれませんが、見てくれがすごく悪くなります」

と、審美性を前面に押し出した説明が始まります。

「無理して治療すると、こんな感じになってしまうかもしれません」

用意してあった前歯に古い差し歯が入った写真を患者さんに提示します。

「ええっー、こんな風になってしまうのですか？　イヤですね」

「割れた歯は抜いた方がいいでしょう。この歯もこの歯も少し変色していますし、４本はセラミックにした方がよいでしょう。犬歯まで含めて６本をメタルボンド冠にできれば、かなりきれいに仕上がると思います」

すかさず、メタルボンド冠がきれいに並んでいる症例写真を取り出します。

メタルボンド冠というのは、金属冠の上に歯の色をした陶材を焼き付けたクラウンのことで、メタルボンディドポーセレンジャケットクラウンの略称です。歯に近い色調でかぶせ物ができるということで、当時、爆発的に人気の出てきた補綴物です。

しかし、高額なのが玉に瑕で、都心の診療室では、そのころの大卒初任給と同じくらいの料金を請求されてしまいました。このメタルボンド冠で大儲けした歯科医が日本中にたくさん生まれ、自社ビルを建築したり、億単位のゴルフ会員権を所有したりする歯科医が続出していたのです。

「わー、素敵。その歯を入れればこんな風になるのですか？　ちなみに費用の方は？」

「1本の費用はこれですから、6本分ということになります」

患者さんは整ったうりざね顔の眉間にシワを寄せて、自費治療の料金表を見つめていました。

「分かりました。少し考えさせてください」

その日の診療が終わると、知人の勤務医を引き連れた院長先生、その女性の経営する店の重厚な扉のノブに手をかけました。

「あらっ、先生、今日は有り難うございました。何をご用意しましょう」

「まず、ビールを、それからあとはボトルを1本入れてもらいましょうか」

「はい、どういった銘柄がお好みですか？」

「その棚に飾ってあるウイスキーはボトルで入れられますか？」

院長は、ボトルラックの一番目立つところに飾ってある木箱入りのバランタイン30年を指さしました。バランタインの30年といえば、小売価格でも5万円はするという代物です。ボトルキープなどしたら、どれくらいの値段なのか見当もつきません。

「これはちょっと……」

「そう、ではその隣の21年はどうでしょうか？」

「ええ、こちらなら入れられないことはありませんが……」

「料金がとても高くなってしまうということかな？　大丈夫。入れてください」

そのボトルの代金がいくらだったか定かではありませんが、その後、高級スナックバーの経営者の前歯は6本のメタルボンド冠に置き換わったことは言うまでもありません。

「10万円以上もする21年をポーンと入れてしまうなんて、さすがだよな。おれ、貴重な勉強をさせてもらったよ」と、私の知人でもあるその勤務医は目をキラキラさせて話してくれました。

それを聞きながら「『経営優先』もここに極まれり、ブルータスお前もか」、と私は深い落胆を覚えました。

この勤務医は、現在では押しも押されもせぬリッパな経営を優先する歯科医になっています。そして、自分の名前をかぶせたビルのオーナーになって、日夜診療にいそしんでいます。

くだんの院長先生の診療室もスタッフを20人以上かかえる大型歯科医院に成長し、近隣では「よい歯医者」として通っているようです。

患者さんの健康より経営を優先させる歯医者

「キミもハイシャ？　じゃあぁイイことを教えてやろうか」

大学を卒業して間もないころ、町で偶然出会った同級生と一緒にいた、私より5、6歳年上と思われる30歳少し過ぎの歯科医が突然そう切り出しました。

安物ではなさそうですが、趣味の悪いシャツの襟元に、金のブレスレットをジャラジャラいわせていています。ははあ、金（キン）を入れてかすめ取った金（カネ）をまた金（キン）に変えたわけだな。ご苦労なことです、などと余計なことを考えていると、

「あのなあ、歯医者としてする成功するコツはだな、メタボンだ」

「メタボン⁇」

メタボンというのは、バランタインの院長が高級スナックバーの経営者に勧めていたメタルボンド冠の略称です。

「患者が来るだろ、そうしたらその口に何本メタボンが入るか考えるんだ」

「はぁ？……」

「狙った歯は、ある程度メタボンでしかなおせないようにしておいて、患者にメタボンの話をするんだよ」

「ええっ？」

「そうすりゃ、最低でも2、3本、場合によっては5本も6本もメタボンにすることができる。やってみな」

「メタボンでしかなおせないようにするって、どうすればいいんですか？」

「それくらい、自分の頭で考えろ、それじゃあな」

その歯科医の言っていることはよく分かりませんでしたが、金のブレスレットをジャラジャラいわせていたこの歯科医が、分院を何軒も運営する医療法人の理事長で、経営セミナーの視点でいけば、成功した歯科医の一人だったことは間違いありません。

金ジャラ先生の言う「メタボンでしかなおせないようにする」という具体的な方法は、しばらくの間、よく分からないままでしたが、ある日この疑問が氷解しました。

前歯の詰め物が取れてしまったと来院した患者さんの口を診たときに、「なーるほど」と思い当たったのです。

通常、前歯の詰め物をするときには、むし歯を除去してできた穴にコンポジットレジン［＊3］という合成樹脂を埋め込むのですが、この患者さんの歯は隣在歯に接する部分がまっすぐに切り落とされていたのです。穴に詰め込んだものはそれほど簡単に取れることはありませんが、むし歯の部分を含めて直線的に切り落とされてしまうと、そこに合成樹脂を貼り付けてもすぐに取れてしまいます。取れないようにするには、歯を全部削ってかぶせるしか方法はありません。前歯ですから歯の色をしたクラウンを入れなければならないので、メタルボンド冠の出番ということになるわけです。

つまり、この方法を取れば、むし歯の治療を行う際に、将来メタルボンド冠でしか修復できないような状態を作り出すことができるわけです。金ジャラ先生が言っていたのが、この方法だったかどうか定かではありませんが、いずれにしろ、まともな歯科治療のテクニックでなかったことは確かです。

経営セミナーで、そのような手法を教えているとは思いませんが、「経営優先」で頭の中がいっぱいになってしまうと、そのようなあくどいことも、平気でやるようになってしまいます。

この歯科医にとってのメタルボンド冠は、患者さんの歯と口の健康を守るためのものではなく、金儲けの手段以外の何ものでもなかったわけです。

メタルボンド冠の治療

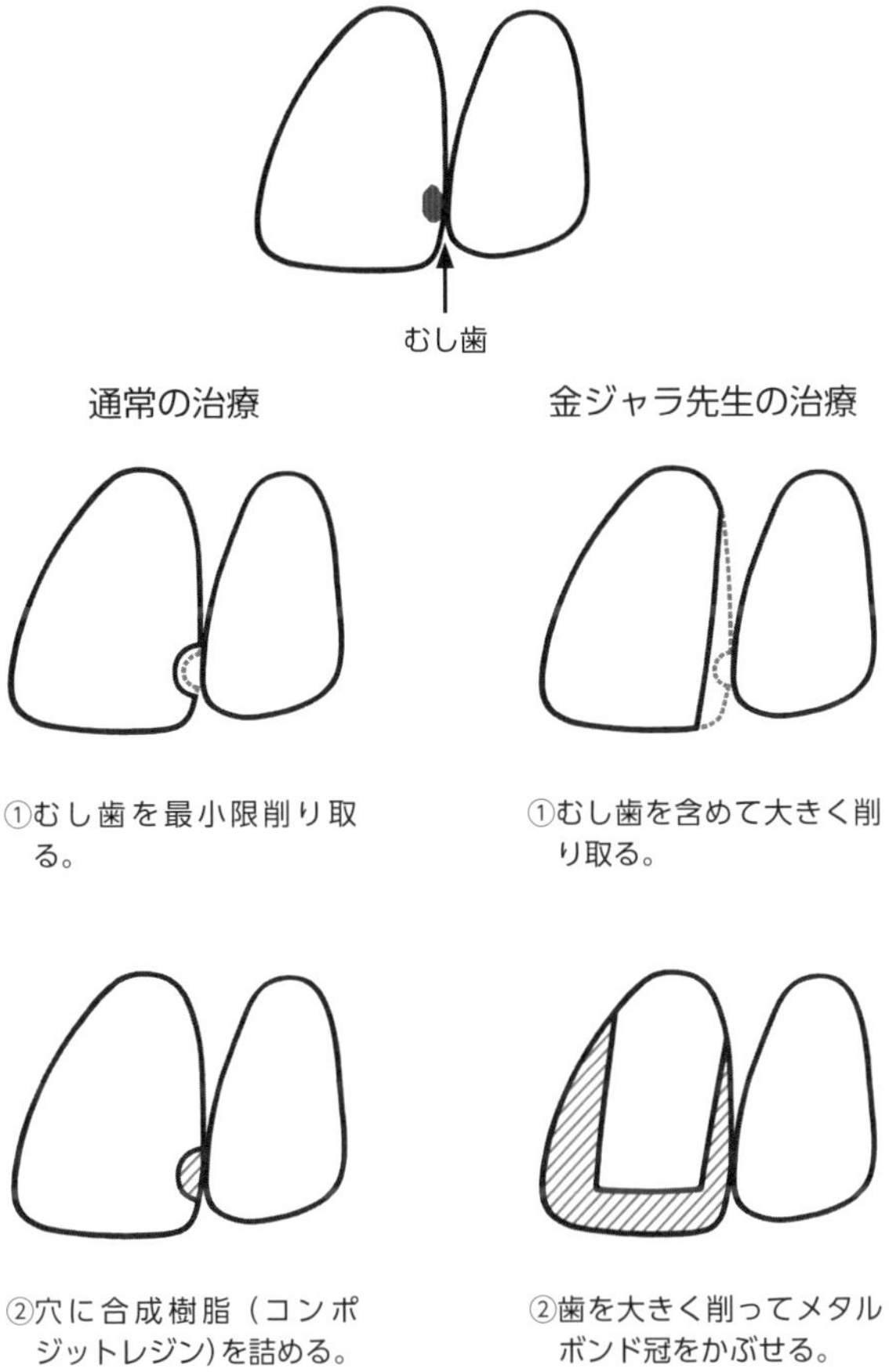
むし歯
通常の治療
金ジャラ先生の治療
①むし歯を最小限削り取る。
①むし歯を含めて大きく削り取る。
②穴に合成樹脂（コンポジットレジン）を詰める。
②歯を大きく削ってメタルボンド冠をかぶせる。

入れ歯の患者さんに不慣れなインプラントをしてトラブル続出

バランタインの院長先生の話も、金ジャラ先生の話もかなり以前のことですが、現在も「経営優先」で凝り固まってしまっている歯科医は巷に満ち溢れています。

勉強会の懇親会で地方都市からやってきている後輩歯科医が、こんな話をしてくれました。

「先生〜、知ってます？」

「何を？」

「ウチの方では、欠損という欠損にはほとんどインプラントが入ってしまっているので、インプラントを打てる欠損を探すのに、みんな苦労してるんです」

「そうかもしれないねぇ」

「中には抜かなくてもよい歯まで抜いて、インプラントを勧めるヤツもいるんです」

「そんな歯医者がいるっていう話もよく聞くね」

そう言って、ため息をついていると、

「イヤ、インプラントを入れる欠損がないというのは、東京の方がもっと深刻ですよ」

と、勉強会の中堅メンバーが、会話に参加してきました。

「だよね、東京の方がインプラント入れたくて、ウズウズしているのが、たくさんいそうだもの」

「ボクと同じ歯科医師会で、閑古鳥が鳴いている歯科医院をオヤジから引き継いだのがいるんです」

「先生はどこで開業してたっけ？」

中堅歯科医は都心の地区名をあげました。

「ウワ～、超激戦区だ。そりゃ大変」

「そいつは傾きかけていた医院の経営をインプラントで、立て直したんですけど、やっていることがかなりエグイですよ」

「どんなことやってるの？」

「父親からその歯科医院を引き継ぐと、その医院の過去のカルテをすべてひっくり返して、義歯の入っている患者さんにインプラントを勧めるダイレクトメールを出したんです」

「なーるほど、入れ歯の患者さんを狙って、『取り外しの不便さから解放されましょう、固定式のインプラントで、快適な食生活を』ってわけか」

「そうです、それで結構患者さんが来て、インプラントをドンドコ、ドンドコ、ドンドコ、ドンドコ入れたようです」

「ふーん、その歯医者、若そうだけど、インプラントの勉強、ちゃんとしてたの？」

「インプラントのコースに出た程度で、それまでインプラントの経験はほとんどなかったと思います」

「それで大丈夫なの？」

「大丈夫なわけないでしょー、クレームのオンパレードだったようです」

「そりゃ、大変だ。で、どうしたの？」

「弁護士ですよ、弁護士。専属の弁護士を雇って、クレームは弁護士の事務所で引き受けるようにしたみたいです」

「弁護士にインプラントの不具合が解決できるわけないじゃない」

「リカバリーが難しくて、面倒くさそうなクレームは弁護士事務所の電話番号を教えて、終わりにしてしまうんです」

「インプラントをやる歯科医は訴訟の一つや二つ持っていなければ、一人前じゃないと言われているけど、それどころか最初から専属の弁護士がついていて、訴訟の芽を摘んでしまうわけか。しかし、そんな目に合った患者さんは踏んだり蹴ったりだ」

「そうですね、でも日本人の患者さんは、はっきり自分の不満を言わないし、弁護士事務所というと、怯えてしまうんでしょうね。訴訟とかそういうことにはなっていないようです。患者さんは泣き寝入りしているのだと思います」

「でも、専属の弁護士に後始末をさせるとなると、ずいぶんお金もかかるだろうね」

弁護士と広告宣伝費にお金をつぎ込む歯医者

「確かにいろいろとお金はかかっているようです。弁護士費用だけではなく、歯科コンサルタントがついていて、こちらにもかなりの金額を支払っているようです」

「コンサルかぁ。患者さんへのダイレクトメールも、ひょっとしてコンサルタントの入れ知恵か？」

「そうでしょうね、あの先生はそれほど頭が回るタイプではありませんから」

「ホテルで説明会を開いたり、テレビでＣＭを流したりして大々的にインプラントの患者集めをしているところでは、やり手の専属弁護士と契約しているようだけど、インプラントを始める前から弁護士を雇っておくなんて、普通思いつかないもんな。弁護士もコンサルの入れ知恵かなぁ」

「経費をかけているのは弁護士費用やコンサルタント料だけではありません」

「あとは何にお金をかけているの？」

「広告宣伝費です。どれくらい、使っていると思います？」

「どのくらいかなぁ……」

「ひゃくまんです、百万円。広告宣伝費に月１００万円は優に払っているそうです」

「ひぇぇ、月100万円かぁ、広告宣伝費ってそんなにかかるものなの？　っていうか、何にそんなに金かける必要があるんだろう？」

「現代はネット社会ですから、その方にお金がかなりかかります。まず、ホームページです。作るときに100万円も200万円もかかるのは常識ですヨ」

「ええっ、そんなにかかるの⁉　ウチなんかタダだけど」

「外注して見栄えのよいホームページを作ると、結構かかってしまうんです。その他に、ホームページを検索サイトの上位に載せるためにもお金がかかります」

「SEO対策というやつだな、ウチは何の対策もしていないから、最近は下の方になってしまったけど、昔は『新宿区　歯科医院』って検索すると、堂々第一位だったんだぞ」

「ふーん、そうなんですか。あとリスティング広告があります、『Google』や『Yahoo!』などの検索エンジンで、ユーザーの検索結果と一緒に表示される歯科医院の宣伝です」

「『新宿区　インプラント』と検索すると、検索結果より目立つところに掲載されている広告だね。確かに新宿区でインプラントをやっている歯科医院を宣伝したいのなら、『新宿区インプラント』で一番上に出てくれれば、効率よく患者さんを集めることができるもんな。あれはいくらくらいかかるの？」

「代理店に広告運用を外注すると、最低でも30万円くらいかかるといわれています」

「一月で30万円？　そんなにかかるの？　なんだか頭がクラクラしてくるなぁ」

ネット予約サイトで集めた患者さんに高額治療を勧める歯医者

「それだけでは、ありません。くだんの先生は自費出版で本を出して、タクシーにリーフレットを置いたり、サイネージで宣伝したりしています」

「サイネージっていうのは？」

「タクシーにあるモニターに映像を流して宣伝しているあれです。タクシーだけでなくいろいろな場所にディスプレイは設置されていますから、あちこちで宣伝できるわけです」

「あれかあ、そんなものにまで広告を出しているんだ。結構お金がかかりそうだな」

「かなりかかると思います。さらに、誰もが知っている週刊誌や月刊誌がときどき歯科医院特別版とか町の歯医者さん特集というのをやるでしょう？　これも一番大きいページを買い切って宣伝しています。1ページでだいたい80～100万円かかるそうですよ」

「ひぇ～、そんなにかかるの？」

「さらに、さらにです。ネット予約集患サイトにもお金がかかります。この集患サイトを通して予約すると、1件につき2000～3000円かかるそうです。料金の違いは契約内容によって異なるそうで、詳しいことはよく分かりませんけど」

「患者さんがネット予約すると、集患サイトの会社にそれだけのお金が自動的に入ってしまうわけだ。歯医者は業者に食い物にされているんだなぁ〜」

「最近はどこの歯科医院でも来院患者数が激減していますからね」

「40人も電話してきたら、それだけで10万円くらいになってしまうわけでしょう？　それだけお金をかけるメリットがあるんだろうか。常識的には考えられない額だと思うけど」

「月10万円かかっても、その中の一人がインプラントをやってくれれば、十分元は取れると思いますよ。それから衛生士を大量に雇って定期検診を大々的に宣伝している歯科医院。患者さんは全部衛生士に回しますから、2000円や3000円払っても、痛くもかゆくもありません。患者さんが来て困ることはないわけです」

「そういうことか。猫も杓子もインプラントだ、予防歯科だというわけだ」

「定期検診で患者さんを集めて、インプラントが埋入できる欠損を、鵜《う》の目鷹《たか》の目で探しているわけです」

「ネットであちらこちら検索して、やっとたどり着いた歯科医院で、抜かなくてもよい歯を抜かれてインプラントを埋入されてしまったら、泣くに泣けないね」

「インプラントだけではありません。患者紹介サイトに宣伝を載せている歯科医院は患者さん一人獲得するのに、それだけの元手がかかっているわけですから、必要もない歯科的な介入をされてしまう可能性が高くなるということです」

「やらなくてもよいセラミックや矯正治療をやたら勧められるということになるわけだね」

リスティングやサイネージ広告にそれほど莫大な費用がかかることについてはほとんど知りませんでした。中でも患者紹介サイトを利用して患者さんが予約すると、1回で2000円も3000円もの費用がかかるというのは、かなりの驚きでした。予約をしなくても、問い合わせの電話をかけるだけでも、2000円、3000円というお金を予約サイトの会社に取られてしまうという話もあり、歯科医院もずいぶん搾取されているようです。このことを知って、「これではまともな歯科医療ができないのではないか」と、かなりの危機感を私が抱くようになったことは想像に難くないと思います。

必要のない治療をする歯医者

現在の健康保険制度は、出来高払い制度といって、患者さんに何らかの歯科的介入をしないと、歯科医院の収入はありません。初診料は2千数百円といったところなので、紹介サイトを通して初診の患者さんが来院しても、歯科的介入をせずに、初診料だけの算定だと歯科医院側の持ち出しになってしまうわけです。

歯科診療をしているのに、歯科医院が損をしてしまうことをやっていては経営が成り立ちません。従って、患者紹介サイトで患者さんを集めている歯科医院では、通常の歯科医院にも増して、削ったり、抜いたり、かぶせたりの歯科的介入を行う傾向が強くなるわけです。

『歯科治療の新常識』という本の最初の章で、「咬合性外傷《こうごうせいがいしょう》」［＊4］という病気を取り上げました。むし歯も歯根破折もないのに、ひどいときには夜も眠れなくなるほどの激痛を感じる疾患ですが、近年とみにこの疾患が増えています。

咬合性外傷を訴える患者さんが来院したときは、当該歯に負担を与えないようにして、様子をみていれば治ってしまうことが多いのですが、これだと、初診料しか算定できません。X線写真を撮影して、噛み合わせを削って調整すれば1000円弱の治療費は計上されますが、必要もない歯質を削除したり、無駄なX線を被曝させてしまったりする可能性があります。従って、**咬合性外傷と診断された場合は、何も介入をせず様子をみるのがベストの選択だと、私は考えています。しかし、経営を優先する歯科医からすれば、そうも言っていられない事情があるようです。**

かなり遠方から来院する患者さんの母親から電話がありました。

「右下の奥から2番目の歯が痛いと娘が言っているのですが、どうすればよいでしょう」

「ちょっと、待ってください。この前いらっしゃった時の資料を見てみますから」

患者さんは20歳過ぎの大学生で、少し前にチェックしたときには、むし歯も歯周病に関しても大きな問題はまったくありませんでした。

「右下の歯には、この前の時点では心配するような要素はまったくありませんでした。むし歯が急激に広がっている可能性や歯根破折の可能性がなくもありませんが、咬合性外傷で痛んでいる可能性が高いと思います」

「コウゴーセー…ですか」

「そうです、その歯に負担がかかってしまって、歯根膜という歯を支えている組織にトラブルが起こっているのだと思います。なるべく、歯に負担をかけないようにして、そっとして様子をみてください。2、3日我慢すれば痛みは消えていくと思います」

それから数カ月してその当の大学生が来院しました。

「以前、お母さんから問い合わせのあった歯はどうなりましたか？」

「痛かったのであの日にネットで探した歯医者さんに行って神経を取ってもらいました」

口の中を診ると、右下の奥歯に立派なセラミッククラウンが鎮座ましましていました。

「うーん、神経を取ってしまったのかぁ。まあ、経験のない歯科医なら、痛いと言って来院したら歯髄処置をしてしまうかもしれないな。しかし、セラミックはやり過ぎでしょう。神経を取るために歯の一部を削除しただけなのに、健康なエナメル質をそっくり除去してかぶせてしまう必要があるのかなあ」とがっかりしてしまいました。

エナメル質をすべて取り除いてしまうと、その歯の寿命をぐんと縮めてしまうことになります。しかし、経営を優先する歯科医からみると、このセラミックのフルクラウンは当然過ぎるほど、当然なのかもしれません。ましてやネットで宣伝して、患者さんを集めていればなおさらなのでしょう。

歯の構造

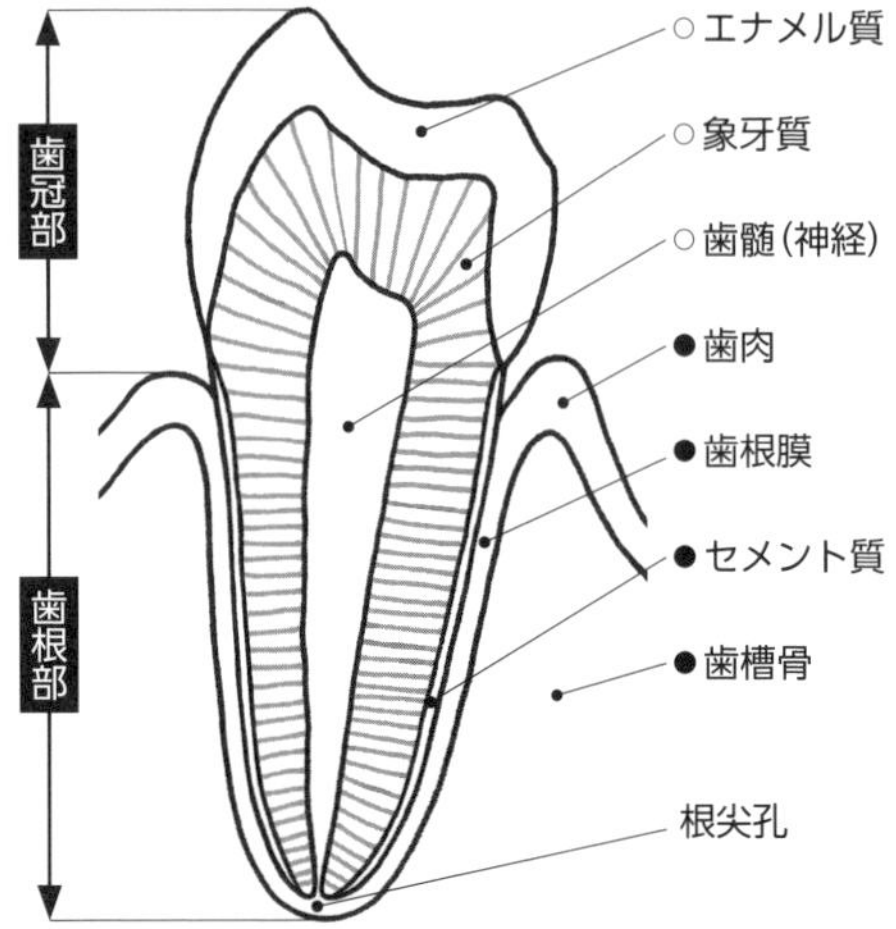

歯：
○エナメル質　○象牙質　○歯髄（神経）

歯周組織：
●歯肉　●歯根膜　●セメント質　●歯槽骨

不要な薬を治療とセットで勧める歯科コンサルタント

「患者さんに商品を売りつける」といえば「経営優先」もここまできたかと唖然とすることがありました。

ある歯科コンサルタントから、ニュースレターが送付されてきました。そのメールにタイトルをつければ、「セットメニューで売り上げを伸ばそう」といった感じになります。

「ファストフード店では、ハンバーガーにポテトをセットにして売り上げを伸ばしている。セットメニューを取り入れることで、客単価も売り上げも伸ばしている。歯科医院経営もこれを真似しない手はない」という内容です。

経営を優先するコンサルタントは、日夜売り上げを増やすことしか考えていませんから、ファストフード店でハンバーガーをほおばりながら、歯科でもセットメニューで売り上げを伸ばすことができるのではないか、と思いついたのでしょう。

歯科医院でも歯石除去と歯面清掃をセットにして行うこともありますが、セットでやったからといって割引料金になるわけではありません。しかし、このコンサルタントが勧めているのは、歯石除去のついでに歯面清掃をお勧めしますなどという生易しいものではありません。何と、「歯科治療に『投薬』をセットにして儲けよう」と言っているのです。メールには次のように書いてあります。

「投薬は利益率100％に近い上、患者様には安心を与えることができます。クレームの予防にもなるでしょう」

おいおい、薬は病気を治すために処方するものでしょう。利益率を云々するのはお門違いです、と文句の一つも言いたくなってしまいます。

投薬のメリットとして利益率のことを持ち出しているのは、「経営優先」としては当然のことなのかもしれませんが、これは医療者としては異常な発想です。

医療機関で処方される薬には、慎重な診断が必要とされます。医師が処方する薬材は、ハンバーガーとセットとして売られるポテトとはまったく違った性質のものなのです。**利益のために薬を患者さんに売りつけるという発想は、医療者としてはあるまじき考え方です。**

このニュースレターの文で、利益率に続けて書かれている「患者さんに安心感を与え、クレームの予防にもなる」というのはいったい何のことを言っているのでしょうか、理解に苦しみます。お医者さんで薬をもらって有り難がっていたのは、昔々の話です。**現代は、処方の理由もよく分からない薬を投与してもらったからといって安心する患者さんは稀でしょう。かえって、薬を処方されたことで金儲け主義の歯医者ではないかと不信感を抱く患者さんがいることに、このコンサルタントは気がつかなくてはいけません。**

処方した薬が身体に害を及ぼすこともある

現在、医者が処方する薬の危険性は、多くの人が指摘するところです。免疫学者の安保徹先生は、『「薬をやめる」と病気は治る』（マキノ出版）［＊5］という本で、ほとんどすべての薬剤が「交感神経緊張の持続」を招き、かえって病気をもたらす可能性があるといっています。

また、マーティン・J・ブレイザー先生は『失われてゆく、我々の内なる細菌』（みすず書房）［＊6］で、抗生物質の使用は、耐性菌を作り出してしまう危険性とともに生体の常在菌叢のバランスを攪乱するので、その濫用は非常に危険であると警告を発しています。

私たちは、身体の中にいる常在菌と呼ばれる細菌とともに生活しており、その細菌群とともに生命活動を営んでいることが分かってきています。つまり、生体に棲みついている常在菌群は我々の生命現象の一翼を担っており、私たちが生きていく上でかけがえのない存在であることが、近年の研究で明らかになっているのです。

例えば、大腸の細菌はデンプンや乳糖を消化し、アミノ酸を産生し、野菜や海草の繊維を分解します。人が摂取するカロリーの15％は、大腸にいる細菌によって抽出されるのです。

また、生体が産生できないビタミンKを生体に提供しているのは腸内の常在菌群で、ある種の細菌の産生した物質が血管中にある受容体を通して、血圧の安定を助けていることも分かっています。このような生体に常在して、我々の生命現象を担っている細菌群をマイクロバイオータ、細菌の営む生体の生命現象をマイクロバイオームといいます。

黄色ブドウ球菌という食中毒を引き起こす病原菌がいます。この黄色ブドウ球菌は、1/3以上の人の鼻腔の中に生息していることがマイクロバイオームの研究で分かりました。しかし、黄色ブドウ球菌が鼻腔に存在していても、食中毒を引き起こすことはありません。黄色ブドウ球菌はエンテロトキシンという毒素を産生する病原性の強い細菌といわれていますが、通常、その病原性を発揮することはできません。これは、生体に常在している多様な細菌群によって、黄色ブドウ球菌の活動が抑えられているからです。つまり、マイクロバイオータが存在することで、特定の菌が繁殖してしまうのを防ぎ、私たちの健康は保たれているわけです。

ところが、全身の健康の担い手であるマイクロバイオータの安定を破壊してしまうものがあります。それが、「抗生物質」です。抗生物質がマイクロバイオータを構成している細菌群のうち特定の細菌を排除してしまうことで、病原性を発揮していない細菌が急に増殖して病気を発症させてしまうことがあります。歯科医院で処方された抗生物質を服用して、クロストリジウム・ディフィシルという疾患を発症し、死亡してしまった例がアメリカで報告されています。

先のコンサルタントが提唱する、歯科医院の利益を上げるためのセットメニューが、重篤な健康障害を引き起こしてしまう可能性があるわけです。

経営を優先する歯科治療は、歯と口を健康にする治療どころか、かえって歯や全身に害を及ぼしてしまう可能性がある危険な代物なのです。

注

＊１　睡眠時や覚醒時を問わず、歯をすり合わせたり、噛み締めたりする習癖。

＊２　アンブローズ・ビアス、『悪魔の辞典』、岩波書店、１９６４年

＊３　天然歯と似た色調を持つ樹脂製（プラスチック）の修復材料。

＊４　歯周組織が受け止められないほどの強い噛み合わせの力を受けることで、歯周組織が破壊されてしまう病態。

＊５　安保徹、『「薬をやめる」と病気は治る』、マキノ出版、２００４年

＊６　マーティン・Ｊ・ブレイザー、『失われてゆく、我々の内なる細菌』、みすず書房、２０１５年

第4章　歯を抜きたい、削りたい歯医者

歯を抜いた後を放置しておいても問題は起こらない

YouTubeに何本かの動画を投稿していますが、それぞれの動画に対していろいろなコメントが寄せられます。私の動画がためになった、と高い評価をしてくれるものも多いのですが、中には批判的なコメントもあります。

YouTubeに投稿している動画の内容は、現在、日本の歯科治療に対する疑問や批判が主なものなので、歯科医療関係者から反発を買うことも少なくありません。中でも批判コメントが多かったのは、「抜いた後、何も入れなくてよい」という動画です。

この動画では、歯を抜いた後、必ずしもブリッジやインプラントを入れる必要はない、ということをテーマにしました。歯を抜いてしまうと、そこには一定のスペースが出現します。このスペースのことを歯科では欠損と呼んでいます。

これまで欠損部の補綴に関しては、ブリッジか入れ歯を入れるというのが定番でしたが、最近、その選択肢にインプラントが加わるようになり、歯科医であれば猫も杓子もインプラントという風潮になってしまいました。その結果、欠損をインプラントにするべきかどうかで思い悩む人が増えてきたのです。インプラントは高額な上に、死亡事故を含め、重篤なトラブルが頻発しているからです。

そのような患者さんに対して、**欠損部を放置しておいても、特に問題が起こることはありません、インプラントやブリッジを慌てて入れる必要はありません、ということを伝えたいというのがこの動画の主旨でした。**

しかし、一般的には、欠損部に必ず何か入れなければいけないと考えている人が多いようで、歯を抜いた後に何も入れないで放置しておいてもよい、という私の動画は、それなりに反発も大きかったわけです。

歯を抜いた後を放置しておいても歯が動くことはほとんどない

YouTube動画には、欠損部を放置すると「悲しい結末を迎える」とか「ヤバイことになる」といった、刺激的なタイトルが並んでいます。それらの動画は患者さんにインプラントを勧めるために、欠損を放置しておくと「大変なことになる」と患者さんを脅かしているのですが、患者さんにとってはこの「大変なことになる」という言葉は脅迫といってよいほどの響きがあります。放置して「大変なことになる」ことを受け入れるのか、トラブルもあるかもしれない高額なインプラントにするか、ほとんど二者択一を迫られることになるからです。

「悲しい結末を迎える」とか「ヤバイことになる」というのは、どんなことなのだろうかと思って動画を見てみると、抜いたまま放置しておくと「歯が動いてしまう」というのがその「大変なこと」の正体なのです。

つまり、決して「大変なこと」ではないわけですが、それをそのまま伝えたのでは、患者さんもそれほど大した問題とは感じないので、歯の脇腹が歯肉についてしまうほど倒れ込んでしまう、とか、対合する歯がどんどんのびてきてしまう、などとかなり大げさに表現して、見ている人を脅かす動画になっています。

確かにそのようになる場合もあるのですが、それは非常に稀なことで、歯を抜いて放置していただけでは、そのようなことは通常起こりません。

稀なことというのは、その歯が抜かれてしまう時期と関係します。具体的には、永久歯が生えて、それほど時間が経たないうちに歯を抜かれてしまった場合です。特に6歳臼歯［＊1］の抜歯がその代表的なもので、6歳臼歯が萌出《ほうしゅつ》して間もなく抜歯されてしまうと、その後ろに生えてくる第二大臼歯や、対合する6歳臼歯に極端な歯の移動が起こりやすくなってしまうのです。

小学生の高学年になると成長期を迎え、口の中もダイナミックな変化を起こします。スペースがあれば、それをどんどん埋めようとする力が働き、第二大臼歯や対合する6歳臼歯が大きく移動してしまうことになるわけです。

従って、YouTubeの歯科医が言っているように、**歯が大きく動いてしまうのは非常に限られた時期のことで、成人の場合はそう極端に歯が動くことはないということになります。そのことを証明してくれるように、「歯を抜いた後、放置しておいたけれど、それほど動いていない」というコメントがたくさん届いているのです。**

歯を抜いた後で歯が大きく動くのは歯周病の治癒過程

コメントの中には「成人でも歯が大きく動くことがある」というものもありましたが、それは、歯周病が進行している場合だと考えられます。

歯周病の歯はスペースがあると、のびたり傾斜したりする傾向が強くなります。このことを「自然移動」といいます。

私は、歯周病の歯の「自然移動」は、歯が安定するために起こる治癒反応だと考え、歯周病治療に積極的に利用しています。つまり、歯周病の歯は動くことによって治っていくと考えているわけです。従って、歯の移動は「ヤバイこと」というより、「喜ばしいこと」ということになります。私の歯周病治療では、抜歯でできたスペースはそのままにして、自然移動を促すか、あるいは治療用の入れ歯を装着して、歯の移動に伴い義歯を修正していくのがスタンダードなやり方です。

私は歯がのびてくることや傾いてくることは、歯周病の治癒過程ととらえているわけですが、一般の歯医者にとって、歯の移動は補綴物を入れづらくする変化なので、この状態になることを忌み嫌います。欠損部の空隙が変に狭まってしまうと、ブリッジの装着が難しくなったり、インプラントを埋入するスペースが少なくなったりしてしまうからです。そこ

で、欠損を放置していると「大変なことになる」と患者さんを脅かして、インプラントやブリッジを勧めるようになるわけです。

しかし、その歯の歯周病を治さないで、抜歯してインプラントを入れても歯周病が治癒するわけではありません。歯周病の原因を除去しないでインプラントを入れてしまうと、インプラント周囲炎を引き起こしたり、残された歯の歯周病が進行したりしてしまいます。

残された歯の歯周病が進行すれば、いずれその歯も抜歯ということになり、抜歯されてできた欠損にもインプラントを埋入することになってしまいます。

こんなことをしていたら、口の中はインプラントだらけになってしまいます。インプラントを３本も４本も埋入してから、もうこれ以上歯を抜きたくないと相談にみえる方がいらっしゃいますが、そのような口に対する補綴処置は非常に難しくなります。それぞれの歯が抜歯された原因をきちんと解決しないで、安易にインプラントを埋入してしまうと、口の中は取り返しのつかない状態になってしまうわけです。

インプラントではなく、ブリッジを装着した場合もまったく同じです。歯周病の治療をきちんと行わずにブリッジを装着すると、それまで３本の歯にかかっていた負荷を２本の歯で受けるわけですから、その２本の歯の歯周組織破壊を加速度的に進行させてしまうことになります。その結果、ブリッジの支えとなる歯を抜かなくてはいけなくなってしまうので、やはり口の崩壊を加速させてしまうということになってしまうわけです。

「歯を抜いた後、放置すると大変なことになる」というのは歯医者の詭弁

「抜いた後、何も入れなくてよい」という動画には他の動画に比べて歯科医療者からの否定的なコメントが数多く寄せられました。批判コメントの内容は、「歯は動くもので、欠損を放置しても動かないというのは間違っている」という主旨のものがほとんどでした。

しかし、これらのコメントは的外れ以外の何ものでもありません。なぜなら、私はこの動画で「歯は動かない」とは一言も言っていないからです。動画の中では歯周病の場合はもちろんですが、歯周病でない場合も歯は動くことがあると説明しているのです。しかし、残念ながらその部分は見てもらえなかったようです。

なぜ、私が「歯は動かない」と言っていると誤解されてしまったのか定かではありませんが、その原因の一つはサブタイトルにあったのではないかと考えています。この動画には「歯が動いて大変なことになるというのは補綴したい歯科医の詭弁です」という副題がついています。この文言をさっと見た人は「歯が動くというのは詭弁です」というように読み違えて、ろくに動画の内容も見ずに、クレームを寄せてきたのではないかと思われます。私が詭弁と言っているのは、「歯が動く」ということではなく、「大変なことになる」ということに対してなのですが、そこがうまく伝わらなかったようです。

私の見たYouTubeの動画では、歯を抜いたまま放置しておくと、「歯のないところに、後ろの歯がこーんなに倒れてしまいます」と模型や絵を使って説明しています。模型の歯だからいくらでも自由に動かせるわけで、ぐちゃぐちゃの歯並びの「大変な状態」にすることも簡単にできるわけです。

それを見ていた視聴者は「あらっ、タイヘン」と思うでしょうし、それを見ていた私は、おもわず「ウソつくなよ〜」という文句が口から出てきてしまったわけです。それをそのまま「補綴したい歯科医の詭弁です」というサブタイトルにしてしまったわけですが、ウソつき呼ばわりされた歯科医たちはカチンときてしまったのでしょう。

欠損部を補綴しようとするのは歯科医の歴史的宿命

しかし、歯科医療者がこの動画を見てクレームをつけたくなった理由は、もう少し違う部分にもあったのではないかと思います。それは、「欠損部は補綴しなくてよい」という私のメッセージそのものに対する反発です。

歯科治療は、歯のないところに入れ歯を入れることから始まりました。日本に残っている最古の入れ歯は木製のもので、室町末期に作られたものといわれています。

江戸時代には、入れ歯づくりを専業にする入れ歯師も存在しました。入れ歯師は、木の仏像を彫る仏師や根付師など木彫の技術を持った職人が行っていたようです。その後、西洋から歯科技術が流入し、歯科医療も大きく変化してきましたが、現代でも欠損部を補うことが、歯科治療における主要な分野であることに変わりはありません。従って、多くの歯科医たちにとって欠損部を補綴しないということは、歯科医の本来の仕事を放棄していることとイコールになってしまうわけです。

では、なぜ歯科医たちは補綴しないと落ち着かないのでしょうか。それは、歯のないところに何か入れたいという入れ歯師の伝統を引き継いでいる性《さが》というべきものではないかと思います。

つまり、歯科医というのは、欠損があれば補綴する、むし歯があれば削って詰める、邪魔な歯は抜いてしまう、というような歯科的な介入をすることが歯科医の使命であるという、「固定観念」に占有されてしまっている人種なのではないかと思うわけです。

批判コメントの中には、「患者に嫌われても、欠損部には補綴物を入れなければいけない。それが歯科医としての務めだ。放置をしておいてよいというのは歯科医として怠慢である」という主旨のものもありました。

この書き込みから、一般の歯科医の二つの側面が浮かび上がってきます。

一つは、患者さんの事情や考えや要望を一切無視して、歯科医側の考えだけで一方的に補綴物を押し付けてしまう歯科医が数多くいるということです。この場合、患者さんの期待している歯科治療と歯科医側の行った歯科治療に齟齬を生じてしまう可能性が高くなります。双方の考えていた治療結果が一致すればよいのですが、治療結果が患者さんの考えていたものと違えば、その治療に不満や不平を感じ、その歯科医は「よい歯医者」というわけにはいかなくなってしまいます。

もう一つの側面は先ほども触れたように、歯科治療は入れ歯やインプラントを入れて初めて終了するという歯科医の「思考パターン」です。これは歯科医だけではなく、患者さんもそう考えている人が多いと思われます。

一般の方からのコメントで、「何か入れなければいけないと考えていたが、入れなくてもよいということが分かって安心した」、あるいは「入れ歯を作ったが、具合が悪くて入れないでいたが、それで大丈夫なのですね」というようなものが多くありました。つまり、患者さんも歯を抜いた後は、インプラントやブリッジを入れなければいけないと考えている人がたくさんいるということになるわけです。

歯科医も患者さんも補綴物を入れることが歯科治療のゴールで、それのために技術を磨くことが歯科医の務めであると考えているようです。それゆえ、私がYouTubeで「抜いた後は何も入れなくてよい」と言ったことに対して、多くの歯科医療関係者が、過敏に反応したのかもしれません。

歯科治療の目的は補綴物を入れることであると考えている歯科医にとって、欠損部を放置したままでよい、というような中途半端なことを言っているヤツは、歯医者の風上にも置けない不逞《ふてい》の輩《やから》、ということになってしまうわけです。

歯科治療の目的は補綴物の装着ではない

今から40年以上も前の話ですが、歯科大学の補綴学の講義で、「歯科治療の目的は歯科疾患によって衰えた、口腔機能を回復させることである」と教わりました。この口腔機能の回復というのは、噛めるようにしたり、見た目をよくしたりすることです。江戸時代の入れ歯師たちが木製義歯を作って咀嚼機能を回復していたように、口腔の機能回復というのは、補綴物を入れるということとほぼイコールといってよいでしょう。

機能回復が歯科治療のゴールであるとすれば、入れ歯師が木製の入れ歯を入れたように、欠損部にブリッジや入れ歯を入れることで、歯科治療の目的を達成できるということになります。つまり、**多くの歯科医師が、「歯科治療の目的＝補綴物装着」と考えるようになってしまったわけです。**

むし歯の治療はもちろんのこと、歯周病治療でも、歯周初期治療、歯周外科などの一連の処置を行った後、歯周補綴と呼ばれる補綴物を装着して終了します。

しかし、前述のように歯周病の治療をせずに、重度歯周病の歯を抜くだけで補綴物を装着する治療は、かぶせた歯をはじめとして残っている歯の歯周病を進行させてしまいます。その結果、歯周病の再燃再発という事態を招くことになってしまうわけです。

歯を抜くだけでは、歯周病も歯根破折もむし歯も治すことはできません。それらの疾患を治さないで補綴物を装着しても、それで歯科疾患が治ったわけではないことは前述した通りです。

また、多くの歯を連結する永久固定やブリッジは、口中の健康なエナメル質を根こそぎ削り取ってしまいます。さらに、補綴物を長持ちさせるために、通常では抜かなくてもよい歯まで抜歯してしまうという本末転倒のことさえ起こっているのです。

歯と口の健康を守るために歯を削る、抜くという行為を行うことが歯科治療であったはずだったのに、いつの間にか補綴物を装着するために歯を削合することや抜歯をすることが歯科治療と勘違いしてしまっている「補綴物装着優先の考え方」に現代歯科治療の問題があると私は考えています。

歯を削る器械の発達が歯科治療を変えてきた

歯科医院へ行くと聞こえる「キィ〜〜ン」というあの音、好きだという人はまずいないでしょう。この不快な音源はハイスピードエアータービンという歯を削る器械です。この圧縮空気を利用して高速で回転させるエアータービンは１９５７年米国で考案され、１９６０年代に製品化されたのですが、歯科治療の現場に一大旋風を巻き起こしました。それまでは電気モーターを利用した低速回転の切削器具で歯を削っていたので、むし歯の穴を掘るのに20分も30分もかかっていました。しかし、エアータービンの出現で、それがほんの数分で済んでしまうようになったのです。

１９６０年代といえば、日本では「むし歯の洪水時代」と呼ばれたころで、世の中はむし歯の患者で溢れかえっていました。さらに、１９６１年に国民皆保険制度が導入されたことで、誰もが歯科治療を受けられる時代になり、次から次へと押し寄せてくるむし歯の波を片っ端から削り取ってしまわなければならなかった日本の歯科医にとって、エアータービンは重宝この上ない器械だったわけです。

むし歯の治療は、細菌が侵入して軟らかくなった軟化象牙質と呼ばれる部分を削り取り、その後、補綴物を装着します。インレーやクラウンなどの修復物を適合よく装着するためには、歯の形を正確に削る必要があります。修復物を入れるために歯を削ることを「形成」といいますが、この形成にエアータービンが大活躍するわけです。

エアータービンの出現により、歯科医療がそれまでと様変わりしてしまいました。削ることが容易になったために、以前では切削量が多いことで敬遠されていた鋳造冠《ちゅうぞうかん》を誰でも簡単に入れることができるようになったわけです。

また、何本もの歯を簡単に削ることができるようになったので、ブリッジの形成が容易になりました。それまでは、ブリッジといっても、1本欠損のブリッジが精いっぱいだったのですが、2本、3本あるいはそれ以上の欠損でもブリッジで対応することができるようになったのです。

金ジャラ先生の錬金術、「口の中を見たら何本入るかまず考えて入れる」といっていた「メタボン」も鋳造冠の一つですが、メタルボンド冠は通常の鋳造冠よりさらに大量に歯を削り取る必要があります。

ハイスピードタービンの出現以前にも陶材冠《とうざいかん》の技術はあったのですが、普通の鋳造冠でもうんうん言って、低回転の電気モーターエンジンで削っていたのですから、陶材冠の形成はほとんど不可能に近い作業だったわけです。しかし、エアータービンの出現で、大量に歯を削る必要のあったメタルボンド冠の形成も格段に容易になりました。従って、メタボンを何本も簡単に削ることもできるようになったわけです。そして、口の中のほとんどの歯を削って、補綴物をつなげてしまうクロスアーチスプリントなどという治療も珍しくなくなってきました。

「オーラルリハビリテーション」などと称して、すべての歯のエナメル質を根こそぎ削り取ってしまう治療がもてはやされ、口の中の残っている歯をすべて削って内冠《ないかん》と呼ばれるクラウンをかぶせ、その上に入れ歯を装着する、テレスコープ義歯と呼ばれる入れ歯も注目を浴びるようになりました。

クロスアーチスプリントにしても、テレスコープ義歯にしても、形成や技工操作はそれまでの補綴物と比べ物にならないくらい煩雑で高度な技術が必要なのですが、ハイスピードタービンがその治療を可能にしてくれたわけです。

見た目のよいメタルボンド冠や、ぴったりしたテレスコープ義歯を入れることのできる歯科医が拍手をもって迎えられ、歯科医師たちはそれらの最新技術を学ぶために、先を争って講習会に出かけるようになりました。最新の技術を駆使した補綴物は患者さんからも歓迎され、最新技術を学んだ歯科医は「腕のよい歯医者」としてもてはやされる時代になったわけです。

歯科治療を機械の修理と同じに考えてはいけない

メタルボンド冠やテレスコープ義歯などの技術が進歩するに伴い、歯科医も患者さんも補綴物を装着することが歯科治療のゴールであると考える傾向がますます強くなってきました。その結果、むし歯で崩れたエナメル質の代わりにメタルボンド冠、歯周病で抜いてしまった欠損にインプラントを入れることが歯科治療だと考えられるようになってしまったのです。

つまり、むし歯でできた穴や歯周病で抜歯した後の欠損は、冷蔵庫や車の故障した部品と同等に考えられ、歯科治療は機械の修理と同様にとらえられるようになりました。その結果、短期間の咀嚼機能の回復やその場限りの見た目の改善のために、健全な歯質を削ったり、健康な神経を取ったりしてしまうことが抵抗なく行われるようになりました。

インプラントの分野では、神経の死んでしまった失活歯《しっかつし》はいずれダメになるからといって抜かれ、神経が正常に機能している健康な歯でもインプラントのために抜歯してしまうという、にわかには信じられないようなことさえ起こり始めたのです。

これらの事態をもたらしたのは、**歯科医が歯や口の中を身体の一部とは考えず、大学の実習で行った模型実習の模型と同様に無機物のように取り扱っていることと関係しています。**

歯槽骨にドリルで穴をあけて人工物を埋め込むことなど考えもしなかった時代には、口の中を模型と同じように考え、歯科治療を故障した箇所の部品交換と考えても差し支えなかったかもしれません。

しかし、インプラントの死亡事故を見るまでもなく、**現代の歯科臨床では、歯科治療を機械修理と同様に考えることは、非常に危険であると言わざるを得ません。**

歯医者に行くたびに歯を削り過ぎて状態が悪化する悲劇

タービンを使うことで、歯を自由自在に削れるようになったことは歯科界にとって朗報であることに間違いありません。しかし、削るのが容易になったために、必要以上に歯を削る傾向が強くなってきました。それはメタルボンド冠やテレスコープ義歯などの自費治療に限りません。健康保険制度でも、削り過ぎの弊害が見られるようになったのです。

むし歯は歯の表面が細菌の産生する酸によって溶かされていく疾患です。歯の表面を覆っているエナメル質が壊され、それに引き続きエナメル質の下にある象牙質に細菌が侵入していきます。象牙質に細菌が侵入すると、しみたり痛んだりという自覚症状が出始めます。この場合、細菌が入り込んだ軟化象牙質をすべて取り除いて詰め物を入れることで、むし歯を治療することができます。この詰め物にはいろいろな種類があります。むし歯の穴が小さければ、コンポジットレジンという歯の色をした合成樹脂を詰めることが一般的ですが、穴が大きくなると、型を取って金属やセラミックを詰める必要が出てきます。さらに、むし歯の範囲が広がっていると、詰めるのではなく、かぶせる形にしなくてはならない場合も出てきます。

かぶせる物としては部分被覆冠と呼ばれる物と、全部被覆冠と呼ばれる物があります。部分被覆冠は健康なエナメル質を残して歯を削りかぶせる物です。全部被覆冠は通常銀歯とか金歯といわれているもので、文字通りエナメル質をすべて削除して、かぶせてしまう方法です。

後々の歯の健康を考えると部分被覆冠の方が全部被覆冠より数段優れていることは言うまでもありません。しかし、部分被覆冠の形成は全部被覆冠に比べて複雑で形成が難しい上に、適合させる技術も高度なものが要求されます。ですが健康保険では、部分被覆冠は全部被覆冠に比べ、かなり低い点数に抑えられています。従って、保険診療で部分被覆冠を選択する歯科医は稀で、多くの歯科医がエナメル質を全部削り取ってしまう全部被覆冠を行うことが多くなってしまいます。

このことは神経の治療をした歯では、ますます顕著になります。神経を取ってしまった歯は保険診療ではほとんど自動的に全部被覆冠になってしまいます。エナメル質を全部削り取られてしまったクラウンは内部でむし歯が進行しやすく、クラウンが脱落してしまったときは、ほぼ残根状態になっていて、抜歯を宣告されてしまうことも少なくありません。

つまり、小さなむし歯だったのに、歯医者に行くたびに削られて、気がついたら残根状態になって抜歯と言われてしまうという悲劇が頻繁に起こってしまうことになるわけです。

ネットにあふれる「削らない歯科治療」に注意

ハイスピードタービンの出現により、現代歯科医療では「削り過ぎの害」が増大してきたわけですが、患者さんもこのことに気がつき始め、なるべく削らない歯科医が「よい歯医者」と考える風潮が生まれてきました。そこで、患者集めに躍起になっている歯科医は「削らない歯科治療」というキャッチコピーをホームページや動画サイトで頻繁に使うようになってきました。しかし、ここで宣伝されている削らない歯科治療というのは、私が説明してきた「現代歯科治療における削り過ぎ」とは本質的にはまったく異なる次元の話です。

私が言っている歯科治療における「削り過ぎの害」というのは、クラウンやブリッジなどを入れる際の「削り過ぎ」です。つまり、自費治療のセラミック冠を入れるために削らなくてもよい健全歯質を大幅に削ってしまう、あるいは、保険診療で点数の高いフルクラウンを入れるために健康なエナメル質を大量に切削《せっさく》してしまう、という補綴治療を行うときの削り過ぎです。

しかし、**ネットで言われている「削らない」というのは、むし歯の除去をするときの話がほとんどで、私の言っている「削り過ぎの害」とはまったく違う話なのです。**

むし歯は削らなくては治らない

歯を削れば削るほど、歯の寿命は短くなることは間違いありません。しかし、むし歯治療のときに、むし歯を完全に除去しないと、取り残したむし歯が進行して、かえって歯や口の崩壊を早めてしまうことになります。

むし歯は細菌が酸を出して、歯を溶かしていく病気で、むし歯菌が侵入して崩れてしまった軟化象牙質を除去することにあります。感染した軟化象牙質を完全に取り切らなければ、いくら詰めたりかぶせたりしても、取り残した細菌が再び活動してむし歯は進行してしまいます。

軟化象牙質の除去は、手用の器具やモーターエンジンの回転器具を使って行います。むし歯の穴は表層のエナメル質部分は小さいのですが、象牙質に侵入すると大きく広がってしまいます。エナメル質の小さな穴から象牙質に広がったむし歯を除去しようとすると、エナメル質が器具を動かすときの邪魔になって、軟化象牙質を完全に取り切ることができません。従って、むし歯治療では、エナメル質を大きく削り取って、切削器具が穴の隅々まで到達するようにする必要があります。

つまり、**むし歯治療において、軟化象牙質を徹底的に除去するためには、エナメル質を大**

胆に削り落とすことが必須で、エナメル質を大きく削り取るのは、決して削り過ぎではないことが多いのです。むし歯治療で歯を削った後、舌で触ってみると、驚くほど歯がなくなっていて、がっかりしてしまうことがあります。しかし、これはむし歯治療においては、当然の処置で、決して「経営優先」がなせる業ではないのです。

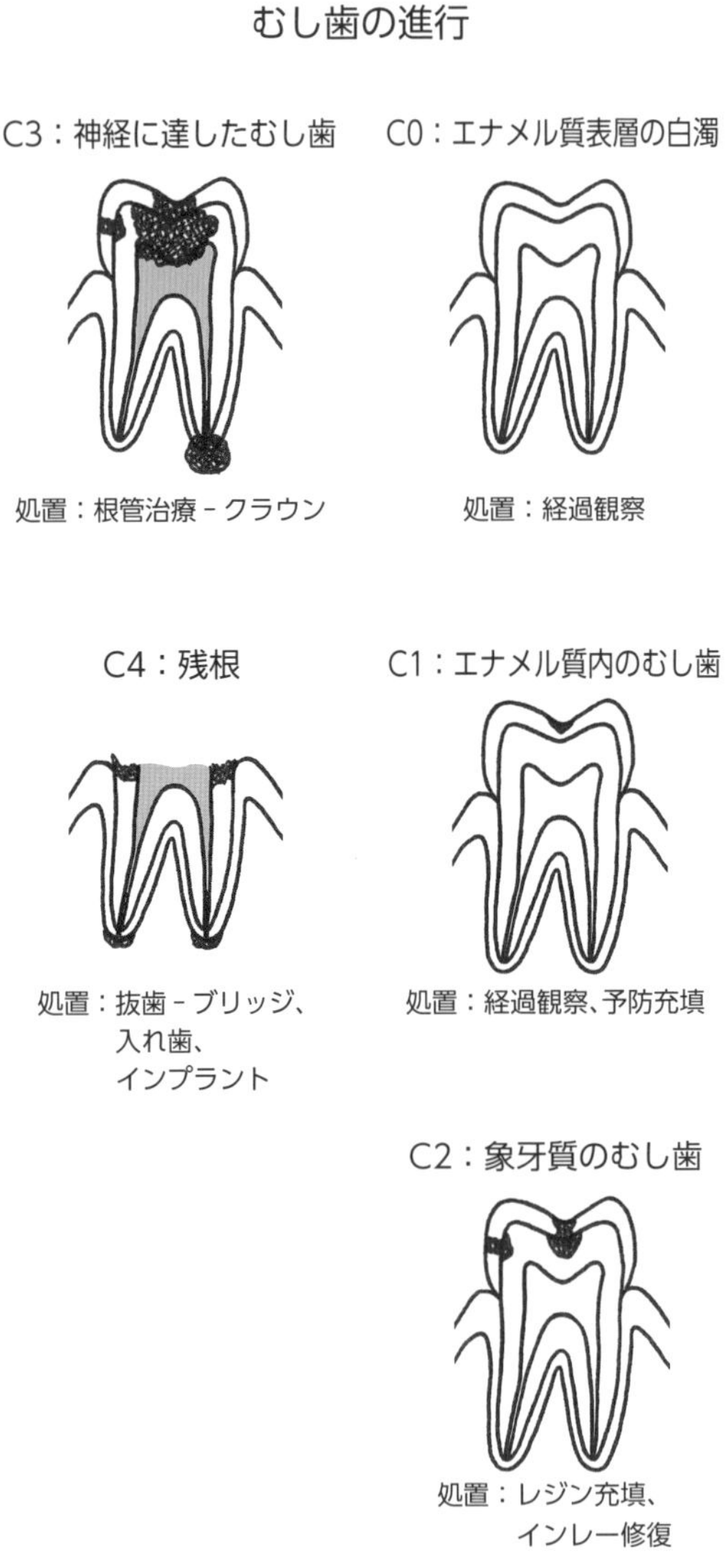

むし歯の治療においてエナメル質を削るということと、補綴のために健康なエナメル質を過剰に除去してしまうことは根本的に違う話なのですが、ホームページやYouTubeで削らないことをうたい文句にしている歯科医院は、むし歯治療で削るべき歯を削らないことをウリにしています。

具体的には、切削器具の届かない部分や削ると痛みが出そうな軟化象牙質に、ドックベストセメント［＊2］**や3mix（スリーミックス）**［＊3］**などの薬剤やレーザーを使用して、その殺菌作用により歯を削る量を少なくしようと試みている**わけです。

しかし、ドックベストセメントや3mixを使えば、歯を削らなくて、きちんとむし歯を治せるのかといえば、うまくいかない場合もあります。**薬剤だけで感染歯質の活動を完全に抑え込めるかといえば、そういうわけにはいかないこともあるからです。**

また、薬剤での殺菌がどの程度確実に行われているかをきちんと判断することもできません。従って、**この治療ではむし歯の再発や、神経の壊死などの不安が常に付きまとうことになるわけです。**

むし歯の再発は珍しいことではない

インレーやクラウンの中にむし歯が再発してしまうことを二次う蝕といいます。あまり適合のよくないクラウンを装着すると、時間経過とともにクラウンをつけたセメントが溶け出してしまい、その部分に唾液とともにむし歯菌が侵入してむし歯が再発してしまいます。このようにしてできたむし歯が二次う蝕です。

この二次う蝕の発症は、歯科治療においてそれほど珍しいことではありません。精度の低い補綴物を装着すると、数年もしないうちに外れてしまうことがありますが、取れた後に二次う蝕ができていることは珍しくありません。

クラウンやインレーを形成した歯科医が、軟化象牙質を取り残してしまったために二次う蝕が修復物の内部で広がってしまうこともあります。むし歯治療のときに軟化象牙質を徹底的に取り切らないと、二次う蝕ができてしまうわけです。従って、ドックベストセメントや3ｍｉｘやレーザーを使用すると、この二次う蝕ができる可能性が高くなってしまうことになります。

修復物がぴったり合っているかどうかは、患者さんにはよく分かりません。また、軟化象牙質の取り残しに関しては、処置した歯科医にしか分かりません。場合によっては、神経を護るために、軟化象牙質を無理に除去しない治療方法も存在するので、話はますますややこしくなります。

軟化象牙質の取り残しに気がつかない未熟な歯科医もたくさんいますが、軟化象牙質が残っていても必ずしも二次う蝕がどんどん進行するというわけでもありません。

歯科治療では理屈通りにいかないことが多々あるのです。

「歯を削らない治療」とは補綴時に必要以上に削らない治療のこと

クラウンやインレーは10数年持てば「まあまあ成功」と考えられています。つまり、10年経ったら、補綴物の中に二次う蝕ができて、新たに処置をしなければならないケースも多くなるというわけです。

二次う蝕ができると、新たに歯を削る、場合によっては神経を取らなくてはならない場合も出てきます。つまり、一度歯を削ってしまうと、10数年も過ぎると再治療の可能性が高くなり、それを何度か繰り返していれば、健康な歯質が徐々に削られ、神経を取らなくてはならないことになり、最終的には歯を失ってしまうということになるわけです。

ちなみに、健康保険ではクラウンの保証期間は2年です。2年ごとに削っては詰める、削ってはかぶせるの作業を繰り返していたら、あっという間に歯を失ってしまうということになってしまいます。

インプラントを埋入したい歯科医は、ブリッジは健康な歯を削って隣の歯の寿命を縮めてしまうという理由で、両隣在歯を削らないインプラントを勧めます。それは、自分がかぶせたクラウンは、何年かすると二次う蝕になるということをよく知っているからです。しかし、適切な手法で作られたブリッジは長期間の使用に耐えるもので、それほど簡単に二次う蝕になってしまうというものではありません。

二次う蝕が進行して、神経を取ってしまった歯は歯が割れる「歯根破折」の危険性も高まります。抜歯の理由の1/3以上が歯根破折といわれるほど、近年破折が増加しています。

歯根破折の歯のほとんどは、失活歯と呼ばれる神経を取ってしまった歯で、今まで削られたことがない、健康な歯がいきなり歯根破折を起こしてしまうことは非常に稀です。

「むし歯→修復処置→二次う蝕→神経の除去（失活歯）→クラウン→歯根破折」というのが、歯を失うルートの一つです。つまり、小さなむし歯を削ってしまうことに始まった歯科治療が、歯科医院で修復処置をするたびに健康歯質を削られ、神経を取られ、最後には歯そのものを失ってしまうことになるわけです。

なるべく削らない歯科医が「よい歯医者」であることに間違いはないのですが、むし歯治療で削らないということと、修復治療で削らないということはまったく違うことだということを理解する必要があります。

「歯を削らない歯科治療」というのは、むし歯治療でドックベストセメントや３ｍｉｘを使うことではなく、補綴治療の際に大幅に歯を削り取らないことであると私は考えています。

経営優先や補綴優先の歯科医の治療が患者さんの歯と口を破壊する

「かぶせた歯が取れてしまったので、新しく歯を入れて欲しいのですが……」

暗い雰囲気を身体全体に漂わせた30代の女性が来院しました。視線は床を見つめたままで、こちらが質問しても「はい」と「いいえ」を繰り返すだけです。オープンクエッションに対しても、「分かりません」、「覚えていません」という答えが返ってくるばかりで、取りつくしまがありません。会話にならない会話を続けた結果、「新しく歯を入れて欲しい」という希望は理解できたのですが、それには「治療するのは、取れた歯だけで、他の歯には触らないで欲しい」という条件がついていました。

口の中を拝見すると、「ウッ」と言葉につまってしまいました。毎年、8月の終戦記念日が近づくと、戦争の悲惨な画像を目にする機会が多くなりますが、その時によくテレビ画面で見る東京大空襲後の一面焼け野原の写真を思わせるような惨状だったのです。

あらゆる歯に多種多様な補綴物が装着されており、歯列もかみ合わせも大きくゆがみ、どうやって食事をするのだろうか、と考えてしまうような状態です。歯医者に行くたびに歯を削られ、冠をかぶせて、それが取れると抜歯してインプラントという具合にして、口の中が崩れていってしまったのでしょう。もう、これ以上、歯を削りたくないし、抜かれたくもない、という気持ちを寡黙な本人に代わって歯科の治療痕が見事に物語っていたのです。

治療を希望している歯は右上の第一小臼歯でしたが、そこには今まで見たこともないような細いファイバーポスト〔＊4〕だけの支台が寂しげに顔を出していました。

「この取れたところにセラミックの白い歯を入れられないでしょうか？」

「セラミックですか？　入れられないことはありませんが、ちょっと土台が貧弱なようです。レントゲンの写真をいただけますか？」

「………」

「レントゲン写真は撮りたくないのですか？」

「ハイ…」

その歯の歯周支持組織や歯根の状態が分からなければ、セラミックのクラウンなど怖くて入れることはできません。ちょっとした豪雨が降れば、すぐがけ崩れを起こしてしまうような斜面に豪邸を建てるのと同じことで、高額な補綴物をそこに入れても、まったく無駄になってしまう可能性が高いからです。

この患者さんの口の中をみれば、もうこれ以上歯科治療で放射線を浴びたくないという気持ちも分からなくはありません。しかし、取れてしまったところはお金がかかってもよいものを入れて欲しい、そんな気持ちもあったのでしょう。歯科疾患の治療のためには補綴する必要がある、しかし、補綴物を入れるたびに口の中の具合は悪くなる、従って問題の起こった歯1本だけ治療したい、というように考えていたのかもしれません。

「この歯を支えている組織の状態が分からないで、セラミックのような高額の補綴物を入れると補綴物が無駄になってしまう可能性が高いと思いますが」

「…………」

経営を優先する歯科医なら、この状態でも患者さんの希望に応えてしまうかもしれません。そして、それが積み重なって、この患者さんの口腔内を悲惨なものにしてしまったのかもしれません。

経営を優先する歯科医と補綴物装着を優先する歯科医により行われた歯科治療が、口の中を崩壊させてしまう症例が後を絶ちません。これらの症例は表立って報告されることはありませんが、かなりの頻度で起こっていると考えられます。むし歯を削って補綴物を入れることが、歯周病や歯根破折の歯を抜いてインプラントを入れることが歯科治療だと思っていると、とんでもないことになってしまうことになるわけです。

そのような歯科治療は、「歯科医師＝シカイシ」の仕事ではなく、「歯科医師＝ハカイシ＝破壊師」の仕業ということになってしまうと私は考えています。「ハカイシ」という響きは「墓石」という単語さえ想起させるというのは言い過ぎでしょうか。

注

＊１　乳歯の奥歯（第二乳臼歯）の後ろに生える上下の第一大臼歯。

＊２　殺菌作用のある銅イオンと鉄イオンが配合され、さらに複数のミネラルが含まれている歯科用のセメント。

＊３　３種類の抗菌剤を使って病巣を無菌化する治療法。

＊４　欠損した部分を補うための土台を強度にさせるために使用されるファイバーの支柱。

第5章　歯と口の健康を取り戻す歯科治療

歯科医は手間のかかる根管治療を避けてはいけない

ここ数年、今までにも増して、初診の患者さんの口を診たり、話を聞いたりするたびに何ともやり切れない思いを抱くことが多くなってきました。破壊師の歯科医師が極端に増加しているると感じることが多くなっているからです。

30代の女性が不安げな面持ちでやってきました。

「他の歯科医院で歯を抜いてインプラントを入れる、と言われたのですが、抜かなければだめでしょうか？」

「抜歯と宣言した歯科医は、歯を抜く理由を何と言っていますか？」

「歯肉に膿の袋ができているので、抜くと言われました」

「なるほど、X線を見ると根の先に影ができていています。歯肉のふくれはこの影が原因でしょう」

歯肉がおできのようにプクっと腫れて、中に膿を持ってしまうことがあります。このふくれを歯周膿瘍《のうよう》といいます。歯周膿瘍を形成する歯のトラブルには、いろいろなものがあります。主なものとしては歯周病、歯根破折、感染根管があります。いずれの場合も、体内に侵入しようとする細菌と白血球のうちの顆粒球、好中球と呼ばれる免疫細胞が戦った結果、腫瘍が形成されるのです。歯周膿瘍を消退させるには、細菌が侵入しようとする経路をしっかり遮断することが必要で、その治療は難しくなります。また、治療してもその効果が出ない場合もあるので、抜歯を勧める歯科医が多くなります。

膿瘍治療の中で、治療の効果が表れやすいのは感染根管に対する処置です。歯周病がそれに続き、歯根破折の治療が一番難しくなります。

この患者さんの場合、歯根先端に影ができているので、感染根管による膿瘍形成だと考えられます。感染根管の治療は根管治療を行います。**根管治療は膿瘍に対する治療の中で、治る確率は比較的高いのですが、手間暇かかる割に健康保険の評価が低いので、敬遠されがちな歯科治療の一つとなっています。**特に、経営を優先する歯科医や補綴物装着を優先する歯科医にとっては、あまり歓迎されない治療です。

この患者さんの担当歯科医も、そのような経緯から、抜歯してインプラントと言ったのだと思います。しかし、**私は歯と口の健康を取り戻して維持するために、根管治療は歯科医が避けて通ってはいけない治療だと考えています。**

膿瘍

根管治療をせずに感染根管のまま放置していたり、根管治療がきちんとできていなかったりすると、根の先に病巣ができて化膿してしまうことがあります。この膿は瘻孔《ろうこう》（フィステル）という管を通って外に排出されて歯周膿瘍を形成します。

膿瘍は歯肉がプクッと腫れ上がった状態になり、大きさはマッチの頭くらいのものから直径1㎝以上に膨れ上がるものまであります。急性期には激痛を伴い、顔が腫れ上がってしまうような事態になってしまうこともあります。

歯周膿瘍は根尖病変だけではなく、歯周炎や歯根破折に関連しても形成され、膨れ上がった膿瘍の中には膿がたまっています。膿は白血球のうちの顆粒球（好中球）が炎症巣内で脂肪変性に陥ったものが主成分です。顆粒球は貪食《どんしょく》といって細菌を細胞内に取り込んで消化分解する役割を担っています。この作用を終えた顆粒球の残骸がたまったものが膿となります。

つまり、膿瘍ができるということは、身体の中に入り込もうとする細菌と、それを防ごうとする顆粒球が戦った結果ということになるのです。

治療開始時

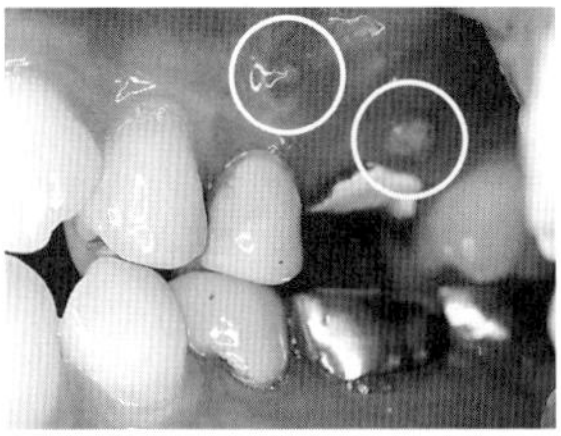

①左上の歯肉に膿瘍が二つできている。

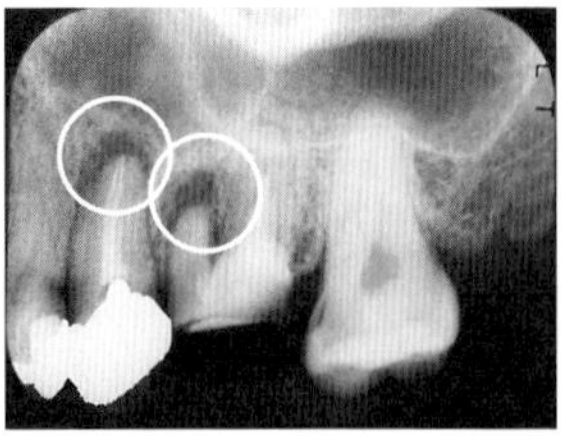

①根の先の黒い影が根尖病変である。

１年後

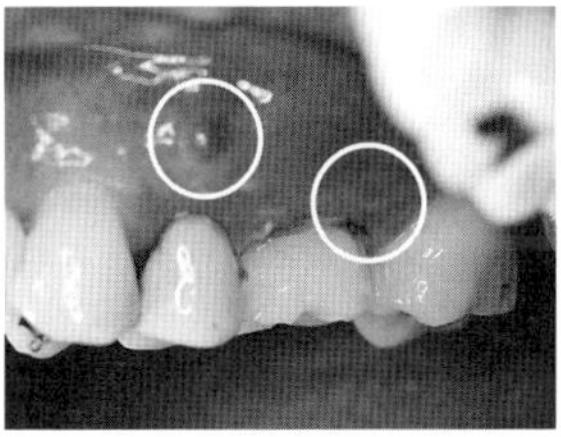

②根管治療で大臼歯の膿瘍は消えた。

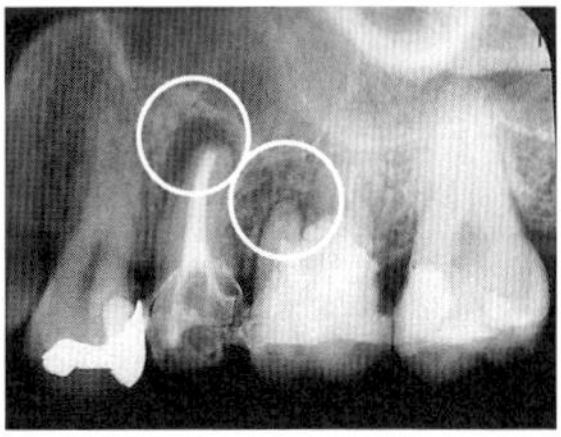

②大臼歯の黒い影もなくなった。

５年後

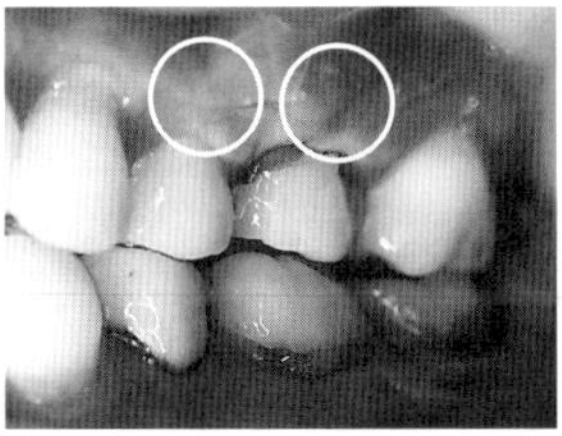

③小臼歯も根管治療を行った。

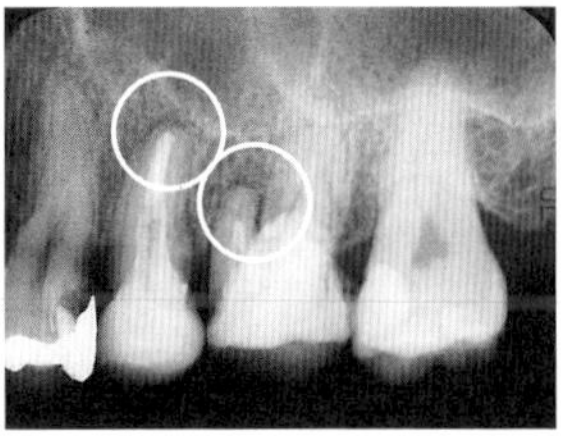

③小臼歯の黒い影も消えた。

根管治療を避けて抜かなくてもいい歯を抜いてしまう歯医者もいる

「慌てて抜かなくても、治療によって治せることもあります」

「治療をお願いできますか？」

「もちろん治療することはやぶさかではありませんが、この治療を行うにはいろいろな障害があります。」

「障害？」

「歯周膿瘍を治すには根管治療が必要ですが、根管治療は根気のいる仕事で、膿瘍の治癒までに時間がかかってしまうということがその一つです」

根管治療によって膿瘍が治るとしても、消失するまでにある程度の時間がかかってしまいます。早ければ1、2週間で治ってしまうこともありますが、数カ月から半年治療を続けても、膿瘍が改善しない場合もあります。膿瘍が消えなくては、補綴物を装着することはできません。従って、「補綴物装着が歯科治療のゴール」と考えている歯科医や患者さんにとっては、1本の歯の治療が終わるまでにとても長い時間がかかってしまうということになります。つまり、**膿瘍のできてしまった歯はさっさと抜いて補綴物を装着すれば、短期間で治療を終了できるので、保存可能な歯も簡単に抜いてしまうことになるわけです。**

根管治療をしても治らないこともある

「時間がかかってもかまいませんから、治療をしてもらえますか」
「ご希望があれば治療しますが、根管治療にはもう一つ問題があります」
「どんな問題でしょうか？」
「根管治療をしても、歯周膿瘍が必ず治るという保証はない、ということです」

根尖病変が原因で膿瘍を形成している場合、根管治療による治癒率は高いのですが、いくら根管治療をしても、なかなか膿瘍が消失しないケースもあります。

この場合、歯根破折など他の疾患が原因になっていることも多いのですが、治療開始時に感染根管か歯根破折かの判別は難しい場合もあり、歯根破折が原因で膿瘍を形成している場合には、いくら根管治療を続けても膿瘍は消失しません。

根管治療を半年も続けているのに治らないとなると、患者さんにも不信感が募ります。当然、補綴物を入れるわけにはいかないので、「補綴物装着が歯科治療のゴール」と考えている患者さんや歯科医にとって、その歯科治療はいつまでも治らない失敗治療ということになってしまうわけです。

このような状態になってしまうと、患者さんにも歯科医にもストレスがたまり、「抜くしかありません」ということになってしまいます。

しかし、半年も根管治療を続けたあげく、結局抜歯となってしまうのであれば、最初から抜歯してしまった方がよっぽどよかったのに、ということになりかねないわけです。

根管治療の保険点数が低いことが問題

根管といわれる部位にメタルコアと呼ばれる金属の支柱が埋め込まれていると、問題はさらに厄介になります。メタルコアの除去は、歯の根管に深く埋め込まれた金属を少しずつ慎重に削り取っていかなければなりません。

ただでさえ根管を清掃する治療は難しいのに、前の歯科医がしっかりと装着したメタルコアを除去するのは大変困難な作業となります。従って、メタルコアが埋入された歯に膿瘍が形成されている場合、多くの歯科医が抜歯を勧めるようになります。

メタルコアの除去に対する健康保険の評価も、信じられないくらい低いものです。根管の奥深いところにあるメタルコアを、歯質に余計な傷をつけないように注意深く削り取っていく作業と、卒業したてで、器具の使い方もろくに知らない歯科衛生士が、定期検診で行う短時間の歯面清掃も同程度の点数なのです。ちなみにその費用は、少し高級なケーキが一つ買えるか買えないかというくらいのものです。

運よくメタルコアを除去できたとしても、それで膿瘍が消えるわけではありません。根管内部の汚染を取り除いて、消毒していく必要があります。**根管治療で薬を取り替える処置を健康保険では根管貼薬《ちょうやく》処置といいますが、この点数も驚くほど低く抑えられています。**こち

らは20分、30分と治療しても、どら焼きがやっと2個買える程度の金額です。これでは、経営を優先する歯科医でなくとも、根管治療に二の足を踏んでしまいます。

歯を削ったり、抜いたりして補綴物装着を優先する歯科医の立場から考えても、治療がなかなかゴールにたどり着かないわけですから、歓迎すべき治療とはいえません。患者さんからみても、何時間もかけてうんうんと言ってメタルコアを削り取った後、同じ治療を延々と続けているわけですから、「この先生、腕が悪いのかしら?」ということになってしまいます。

最近、抜きたがる歯科医がやけに増えているのは、このあたりにも原因があるのかもしれません。

歯医者の本分は患者さんの歯と口の健康を守ること

『歯周病の新常識』と『歯科治療の新常識』の上梓をきっかけに、YouTube に私の考える歯科治療の動画を投稿しているわけですが、ホームページやブログなど文章主体の媒体と違い、YouTube は閲覧者の数が非常に多いことに驚かされます。動画を見てくれる人の増加に伴い、動画に対するコメントもかなりたくさん寄せられています。中には、多少ムカッとする書き込みもあります。

私の歯科臨床は「歯を抜かない」ということから出発しています。この歯を抜かない歯科治療は、私に歯科治療の何たるかを教えてくれた、歯周病治療の大家である片山恒夫先生の歯科臨床に衝撃を受け、重度歯周病を抜かないで治療することから始まりました。その後、重度歯周病に飽き足らず、むし歯がひどく進行した残根の歯も抜かずに対応することを試みてきました。そして、その試みを「残根・抜かずに治す」という YouTube 動画で紹介しました。その動画に対するコメントの中に次のようなものがありました。

「こんなことやっていたらバカにされるよ」

これを読んだとき、何でバカにされなければいけないのだろう？　とかなりムッとしてしまいました。「バカにされる」という指摘が何を対象にしているのか、よく分かりません。

コンポジットレジンで作った歯の形態が下手くそだからバカにされるというのだろうか？　レジンで歯を作るなどという非常識なことをやっていてはバカにされるということなのだろうか？　などと考えているうちにあることに気付きました。

「こんな残根を苦労して残しても、長くは持たないだろうし、大した保険点数にならないだろう。こんな歯はさっさと抜いて、インプラントかブリッジを入れるのが、常識っしょ」ということが、このコメントの中に含まれているということです。

「バカにされるよ」というのは、「大した儲けにもならないことを、一生懸命やっていても誰も褒めてくれないよ、オマエ馬鹿じゃないの」という、経営を優先する歯科医からの発言だということに思い当たったのです。

確かに経営を優先する歯科医や補綴物装着を優先する歯科医からすれば、保存の難しい歯はさっさと抜いて、インプラントやブリッジで補綴することで、高額な収益を得ることができるわけで、大したお金にならない治療をチマチマとやっているのは、バカにされる対象なのかもしれません。

しかし、**歯科医療を行う立脚基盤を「歯科医院の経営」から「患者さんの歯と口の健康」ということに変えれば、決してバカにされるような治療ではないと私は確信しています。**

歯の欠損を障がいととらえて治療すべき

真っ暗な講演会場のスクリーン上には、当時のマラソン日本記録保持者が、ゴールのテープを切っているスライドが映し出されていました。

今を去ること40年前、２００余名を収容できる大磯アカデミーハウスでのことです。会場には、満席の聴衆に向かって、一語一語言葉を選ぶようにして話す片山恒夫先生の大阪弁が流れていました。

「このマラソン選手。長距離を走り終わった後、口の中を調べてみれば、歯肉が腫れているかもしれん。出血があるかもしれん。では、歯肉炎のあるこの選手、日本記録を打ち立てたこのランナーは病人ですか？」

片山先生は何を言いたいのだろう。多少歯肉炎があるくらいで病人とは言わないでしょう。

「あんた方の診療室に歯肉を腫らしたこの日本記録保持者がやってきたとする。この人の歯周組織は健康なのか、病気なのか」

そりゃあ、歯肉炎は病気でしょう。

「では、歯肉炎が認められるこのマラソン選手、病人ですか？」

歯肉炎があったとしても、この選手のことを病人という人はいないだろうな。でも、歯肉炎は病気だよな。そうすると、歯科医としてはこの選手は病人ということになるのかな？

「あんた方歯医者は、歯肉が少し腫れて出血していれば、『歯科医院へ来てください』とのたまう。『歯周病は病気だから歯医者で治しましょう』とおっしゃる。それを間違っているとは言いません。しかし、『揉み手イラハイ』で患者を呼び込むだけで、歯肉炎をきちんと治せるんですか？」

確かに、歯周病を治すのは難しい。でも、それをこのセミナーで教わろうとしてやってきたわけで…。

「まあ、歯肉の腫れは、このセミナーを最後まで聞いていれば、治せるようになるでしょう。だけど、あんた方がここにやってきた理由は、たったそれだけですか？」

会場は水を打ったように静まり返っていました。

「では、あんた方の得意なむし歯の治療について、聞きましょう。日本記録を出したこの選手に、小さなむし歯が見つかったとします。この選手は病人ですか？　健康な人ですか？」

エナメル質むし歯なら経過観察、象牙質に達していれば、充填処置ということになるかな。イヤ、違うな、問われているのは病人か健康な人かということだ。治療の方法ではないわけだから、どういうことになるのだろう。

「あんた方は、むし歯を見つけ、削って詰めてかぶせていれば、それでむし歯が治ったと思っている。むし歯の穴を詰めれば、そのむし歯の進行は止められます。しかし、その人のむし歯はそれで本当に治ったのですか、その人は健康になったと言えるのですか？」

そうは思っていません。だから、むし歯の治療だけではなく、歯周病治療を含めた片山先生の臨床を勉強したくてやってきたわけです。

「あんた方は歯しか見ていない。歯肉しか見ていない。その人の口を診ていない。その人を診ていない。そして、社会をみていない」

静かな会場にプロジェクターの画面を切り替える「カシャ」という音が響きわたりました。スクリーン上には、ＷＨＯ（世界保健機構）の健康の定義が映し出されています。

「健康とは、肉体的、精神的および社会的に完全に良好な状態であり、単に疾病または病気の存在しないことではない」

難しいなぁ。肉体的、精神的くらいまでは何となく分かるけど、社会まで出てくると訳が分からなくなってしまう。

「あんた方は、病気も健康も何も分かっとらん。それにもかかわらず、歯科医でございとふんぞり返っている。情けないことですなあ」

大学卒業した翌年に受講した、片山歯研セミナーでのことです。

歯科疾患は病気なのか、病気と健康の線引きはどこにあるのか、片山臨床哲学とも呼ばれるその講演内容は、大学の講義とも勉強会やセミナーでの歯科医たちが話している内容ともまったく次元の異なる話だったのです。

「では、この槍投げの選手。この人は健康か、病人か」

ＷＨＯのスライドは画面から消え、スクリーン上には、車いすに乗って投げ槍を投てきしようとしているパラリンピックの選手の写真が映し出されていました。

上半身の筋肉隆々とした車いすの選手を見たとき、私は自分の中で「この人は健康である」とはっきり言い切ることができませんでした。健康な人というのはピョンピョン飛び跳ねて、元気いっぱい走り回れる人というイメージがあったからです。車いすに乗った歩けない人を、健康と言ってよいのだろうかというためらいがあったのだと思います。おそらく、当時の私は障がい者に対して、病人に近いイメージを持っていたに違いありません。

しかし、このアスリートの写真は、「健康」と「病気」と「障がい」などの概念をあいまいにしてきた私のいい加減さを白日の下にさらしてくれました。そして、ここから先が「病気」で、ここからここまでが「健康」、ここの線で囲まれたところが「障がい」と、はっきり線引きできるものではないことも教えてくれたのです。

一応、歯科大学に6年間在籍し、卒業してからは臨床歯科医のスタディーグループにも参加して勉強していたつもりでした。しかし、歯科医の勉強会で「障がい」という用語を耳にしたことは一度もありませんでしたし、ましてや「健康、病気、障がい」とは何ぞや、というテーマで勉強したことなどついぞありませんでした。欠損部をどのように補綴するのか、歯周外科のマットレス縫合はこのようにやる、などという話はイヤというほど聞いてきたのですが、歯科医療と「健康、病気、障がい」について考える機会などまったくありませんでした。たまに「健康」という言葉を使うときがあっても、「歯科的」という単語が「健康」の前についており、真正面から「健康」という概念に向き合うことなどまったくなかったわけです。

槍投げ選手のスライドは、さらなる考えに私を導いてくれました。

それは歯がないこと、歯の欠損は障がいととらえた方がよいのではないだろうかということです。歯周病を発症している人が病人であるか、健康であるかという議論は別にしても、欠損のある人は、健康であるが障がいを持っている人と考えた方がよい、という思いに至ったのです。

私たちが歯科治療と思っている補綴治療やクラウンをかぶせたり、入れ歯を入れたりする行為は、病気の治療というより、障がいに対するアプローチと考えるべきなのです。

むし歯治療と欠損補綴は別ものと考える

最近でこそ、歯周病という名が一般的に知れ渡るようになりましたが、歯科疾患の代表といえば「むし歯」であることに間違いはありません。むし歯の治療は、細菌が侵入した軟化象牙質という病変部を削り取り、その穴をふさぐことにより治療を終了します。

しかし、むし歯が奥の奥まで進行し、歯を支えている歯根までぼろぼろになって、削るだけでは病変を取り切れないときには、抜歯という治療手段が選択されます。歯を抜いてしまえば、細菌が侵入した部分はきれいさっぱり取り除かれ、「むし歯」の治療は終了します。

けれど、歯を抜いてしまった部分には、欠損が残ってしまいます。従って、削った穴を詰めて治癒としたのと同様、抜歯でできた欠損に何か補綴物を装着して治癒とすることは、歯科医療関係者にとってはごく当たり前の発想で、それは歯科医の性《さが》ともいうべきものになっています。

しかし、欠損部は必ず補綴しなくてはいけないのでしょうか？　欠損部を放置することは歯科医として、好ましくない態度なのでしょうか？　「歯を抜いた後を放置しておいても問題は起こらない」という項で書いた通り、私はそうは思っていません。では、なぜ私がそのような考えに至ったのでしょうか？　その源流は、片山セミナーで見た車いすのアスリートにあります。つまり、欠損を障がいととらえるという考え方です。

もう少し、むし歯治療に関して考えてみましょう。**むし歯治療において、むし歯を取り除くという行為と、むし歯除去によりできた歯の実質欠損や抜歯によってできた欠損を修復する行為は、分けて考えた方がよいとと考えられます。**

むし歯という歯科疾患は歯を削る、あるいは歯を抜いてしまうことにより、この病気は治癒したということになります。しかし、むし歯が治癒しても、歯を削った穴は残されており、抜歯した箇所には欠損が生じています。この歯の欠損は、むし歯という病気を取り除いた後に残った障がいと考えて治療を進めるべきだというのが、私の考えです。

むし歯を削ってできた穴は埋めておかないとその部分に細菌がたまりやすく、むし歯が再発してしまうので、むし歯という病気の治療とそれによってできた穴を埋めることを一連の作業として修復処置を行うのが合理的です。一方、抜歯によってできた欠損は病気の治療を終えた後に遭った後遺症、障がいと考えられるので、そのまま放置しておいてもむし歯が再発する心配はありません。従って、慌てて補綴処置をする必要はなくなるわけです。修復処置といっても、むし歯を除去してできた穴に対する修復処置は、むし歯の再発を防ぐために必要なものですが、抜歯によってできた欠損は補綴処置をしなくても、むし歯が再発することはありません。つまり、**軟化象牙質を除去してできた歯の実質欠損の修復と、歯の欠損部を補綴することはまったく違う性質のものと考えるべきだということになるわけです。**

歯を「治す」ことと「直す」ことは違う

以上のことから、歯科治療の局面を二つに分けた方がよいと私は考えるようになりました。病気を治療する局面と障がいにアプローチする局面です。この二つを明確に区別することが、現在の歯科治療における過剰介入を防ぐために大きな助けになるのではないかと考えられます。二つの局面というのは、病気を治療するフェーズと障がいにアプローチするフェーズということになります。私は、病気治療の局面に「治す」という漢字を当てたいと考えています。

「治す」というのは一般の医科と同様に、がんや脳梗塞、インフルエンザなどの病気を「治す」治療のことです。むし歯治療では、細菌が侵入した軟化象牙質を取り除くことが「治す」ということになります。歯肉炎では、細菌の異常な停滞がその原因なので、デンタルプラークと呼ばれている細菌塊を正常な状態に戻していくことが「治す」ことになります。また、歯根破折では細菌の侵入経路を遮断することが治療の主眼になるので、破折部の接着、破折片の除去や抜歯を行うことが「治す」治療ということになります。

一方、「直す」フェーズというのは、障がいに対するアプローチです。脳梗塞を患ったとき、脳梗塞そのものに対する治療が終了した後、病気によってできた後遺症や障がいに対するアプローチが行われます。脳梗塞の後遺症として言語障害が起こってしまった場合は、言語聴覚療法が行われますし、歩くことが困難になってしまった人に対しては、補装具を用意します。歯科治療における補綴物は、この言語聴覚療法や補装具と同様に考えた方がよいわけです。

クラウンやブリッジ、入れ歯を補装具ととらえるのであれば、その人の状態や考え方、回復したい機能によって、その種類を選ぶことになるでしょうし、補装具を装備しないという選択もあるでしょう。欠損補綴もまったく同じです。前述のように、インプラントやブリッジ、入れ歯などを装着する他に、補綴物を入れないという選択肢もあってしかるべきなのです。

歯を「直して」しまうと「治せない」

歯科治療を「治す」局面と「直す」局面に分けて考えてみると、今まで「歯医者に行って治療してもらう」と言っていた治療の多くの部分が「直す」ことであったことに気がつきます。そして、経営を優先する歯科医と補綴物装着を優先する歯科医がそのことに深く関与していたと考えられます。

従って、現在でも多くの歯科医が「治す」ことよりも「直す」ことに一生懸命になっているわけです。しかし、いくら熱心に「直す」ことに取り組んでも、歯科疾患の原因を取り除く「治す」治療をしなければ、満足する結果は得られません。

前歯1本だけの歯周病が進行してしまう場合があります。この場合、とりあえずその歯の動揺を止めるために接着剤で両隣の歯とつなげて「直す」歯科医がたくさんいます。もし、その動揺の原因である歯周病を「治そう」とするのであれば、根本的な歯周病治療が必要なのですが、それの治療に本格的に取り組むのはとても大変なので、大多数の歯科医は歯周病の治療をすることをためらいます。患者さんも七面倒くさい、治るか治らないか分からない歯周病治療を行うより、ちょちょっと接着剤で歯をつなげて「直す」ことを歓迎します。

しかし、この「直し」方では歯が揺れるという現象を止めることはできますが、動揺の原因となっている歯周病を「治す」ことはできません。**接着しただけで歯周病を放置していれば、歯周病は進行して、やがて自然脱落ということになってしまいます。歯の揺れを患者さんが異常と感じたときに、歯科医が歯周病を「治そう」とせず、あるいはその「治し方」が分からず、その症状である動揺だけを「直して」しまう歯科治療では、歯科疾患を「治した」ことにはならないわけです。**

これは歯根破折の治療でも、欠損に対する治療でも同じことです。歯根破折の主たる原因である「力」、特に歯ぎしりや噛みしめなどの悪習癖を「治す」ことなく、割れた歯を接着して「直し」ても、時間経過とともにその歯が再度破折してしまったり、他の歯がトラブルを起こしてしまったりすることになります。

欠損に対する修復でも、歯を抜かざるを得なかった原因疾患を「治す」ことをせず、インプラントやブリッジを入れて「直す」ことばかりに夢中になっていては、決して、歯と口の健康を取り戻すことはできません。

歯を「治す」より「直す」のを望む患者さんもいる

患者さんの中にも、「治す」ことより「直す」ことを望んでいる人はたくさんいます。

70代の男性が来院しました。長い間、通っていた歯科医院が閉院してしまったので新しい歯科医院を探して、来院したということです。大げさなことはせず、あまり歯科的介入をしないで欲しいということを希望しています。

口の中を拝見すると、ほとんどの歯は即重レジンという仮歯の材料で作られており、接着剤や連続冠の形で無理やりつなげられています。失礼ながら、今にも崩れ落ちそうなバラックが連なっている貧民窟《くつ》を思わせる無残な状態です。それらの人工物は、すべて歯の体をなしておらず、どの歯も不適合で、奥歯の一部はプカプカと外れかかっています。X線写真を撮ってみるとその惨状はさらに明らかです。根管治療はいい加減の極みで、突き立ててあるメタルコアが穿孔《せんこう》して、歯槽骨が吸収しているところもあります。

この治療を行ってきた歯科医は「治す」ことを理解していない、あるいは「治す」技術がまったくない歯科医だったのでしょう。「直す」ことばかりに目が向いて、痛みがなければ、メタルコアが穿孔していても「治った」と判断していたのでしょう。患者さんも自覚症状がなくて、曲がりなりにも食事ができていれば、それで十分と考えているようです。このような惨めな口の中になっていても、それを自覚している気配はまったくありませんでした。

根管治療が満足にできない、削ってはいけないところを大きく傷つけてしまう、不適合な補綴物のオンパレード、「治す」治療はおろか、「直す」治療からみても、極めていい加減な処置なのですが、患者さんはこの治療で十分満足しています。長い間、その歯科医の治療を受けて、それが歯科治療と思ってきたからでしょう。しかし、年齢を重ねるにつれ、あちらこちらほころびが目立ってきています。とんでもないカタストロフィーが、目前に迫ってきているようにみえます。

今回の主訴はレジンの接着が壊れたところを「直して」欲しいということでした。しかし、そこを接着しても、また次の不具合が出てくることは明らかです。私には残念ながらこの治療をした歯科医のように直し続ける蛮勇《ばんゆう》はありません。この口を健康にするには、口全体を「治して」から「直す」必要があることをお伝えしました。

しかし、この患者さんは現状を維持することが切なる希望なので、パッチワークで対応してくれないことに不満な様子でした。

この患者さんにとってみれば、今まで担当していた歯科医は「よい歯医者」で、パッチワークをしてくれない私は「よい歯医者」どころか「役立たずの歯医者」ということになるのだろうと思います。

第6章　「治す」ことを大切にする歯科治療

歯を抜かない治療の大きなメリット

多くの歯科医が抜かなければならない、というような歯は、「歯を抜かない歯科治療」で保存できたとしても、健康な歯に比べ脆弱で、健全な歯ほど長持ちしません。従って、いくら努力してもどうせダメになってしまう歯はとっとと抜いてしまって、インプラントやブリッジを入れた方がよいという歯科医の主張にも一理あると思います。また、患者さんの中にも、元のように噛めないのであれば、さっさと抜いて早く「直し」て欲しいと考える人もいるでしょう。しかし、「歯を抜かない歯科治療」には、それなりに大きなメリットがあるので、そのことを伝えたいと思います。

そのメリットの一つは、多くの歯科医が抜かなければいけないという歯でも、患者さんと歯科医が一緒になって努力することにより、驚くほどの回復をみせるケースがあるということです。

「バカにされるよ」というコメントのあったYouTube動画で提示した症例も、誰もが抜歯と言うであろう残根の歯をコンポジットレジンとファイバーポストを使って修復したものです。しかし、この脆弱な歯が、すでに10年近くも不都合なく機能しています。また、片山式歯周病治療法で超重度の歯周病が回復した症例では、グラグラで今にも抜けてしまいそうな歯が、25年近く経過した現在も健康な状態を維持しています。

大臼歯を支えている歯槽骨が、歯根の全周に渡って吸収していた症例が改善した例もあります。何軒もの歯科医院でことごとく抜歯を宣言され、まったく噛むことのできなかった歯が医者と患者の協力によって、普通の食事であれば、問題なくできるほどまでに回復しているのです。

これらのケースは奇跡的といってもよい症例ですが、ごく少量であったとしてもこのような奇跡が起こるのであれば、「歯を残すための治療」を行う価値はあるのではないでしょうか。もちろん、「歯を残すための治療」をすれば、すべてがこのように回復するというわけではありません。どちらかというと、奇跡的に治るのはほんの一握りで、ほとんどのケースは自然脱落してしまうのが、正直なところです。いくら頑張っても抜けてしまう歯が多いのであれば、無理に残すメリットはないのではないか、時間と労力の無駄だろうとおっしゃる方もいるかもしれません。しかし、ちょっと待ってください。**「歯を残すための治療」には、奇跡的な回復以外にも大きなメリットがあるのです。**

歯医者と患者さんが協力し合う「医患共同作戦」が歯周病を治す

そのメリットというのは、その後の患者さんの歯と口の健康管理に関して、歯科医の判断で簡単に抜いてしまう場合と、ホープレスの歯でもあきらめずに治療を行う場合では、その後の患者さんの歯と口の健康管理に関して、雲泥の差が生じてくるということです。

その差というのは、**「歯を抜かない歯科治療」では歯科疾患を「治す」ことができるが、歯を簡単に抜いてしまっては、歯科疾患を「治す」ことはできないということです。言い換えれば、歯を簡単に抜いてしまう歯科治療は対症療法に過ぎず、「歯を残すための治療」は歯科疾患を根本的に治療する原因療法であるということなのです。**

「歯を抜かない歯科治療」では、その歯を抜くことになった原因を見つけ、それを取り除くことが大切だと考えています。しかし、この歯科疾患の原因を見つけるというのは、口で言うほど簡単ではありません。

例えば、組織破壊性の歯周病である歯周炎の原因は、現在でもはっきりと分かっていません。従って、簡単に原因を除去することができないのです。

歯周病治療は患者さん一人ひとり、その治療法が異なってくると言っても過言ではありません。特に歯がグラグラになってしまっている重度歯周病の治療では、患者さんと歯科医が十分話し合いながらその病因を推測し、その人に合った歯周病の治療法を考え出していく必要があります。

この患者さんと歯科医が協力して歯周病治療にあたることを「医患共同作戦」といいます。この医患共同作戦が歯周病を「治す」重要なポイントになるというのが、「歯を抜かない歯科治療」の考え方です。歯科医が一方的に診断し、患者さんと話し合うこともせず歯周病の歯を抜いてしまう歯科治療では、この「医患共同作戦」は成立しないことは言うまでもありません。

歯を「治す」主体は患者さんにある

歯根破折も「力」の問題、特に歯ぎしりや噛みしめなどのブラキシズムと呼ばれる悪習癖が原因であることがほとんどです。従って、ナイトガードと呼ばれる歯ぎしり防止装置が盛んに用いられているようです。ナイトガードをすれば、「力」の問題はそれで解決できるという風潮があるようですが、物事はそれほど簡単ではありません。ナイトガードがブラキシズムを「治し」てくれるわけではないからです。ナイトガードは歯をカバーして力が加わるのを分散しているだけで、「力」の問題そのものを解決しているわけではありません。

つまり、ナイトガードもあくまで〝対症療法〟に過ぎないというわけです。ナイトガードを入れていたために、顎関節や噛み合わせの状態に異常を来してしまう例もありますし、歯が移動してしまったという例もあります。15年、20年という長い間、毎晩装着できるかということにも疑問が残ります。また、その人が歯周病に罹患している場合は、長期間入れることで、かえって歯周病を悪化させてしまう可能性もあります。

夜間に無意識にやっている歯ぎしりや噛みしめの習慣を、「治す」ことは至難の業です。患者さん自身がブラキシズムと真剣に取り組まなくては、「治す」ことはできません。ここでも「医患共同作戦」が必要になってくるわけです。

歯周病にしても歯根破折にしても、患者さんが治療に参加しなければ「治せ」ません。患者さんが自分に合ったブラッシングの方法を獲得し、歯ぎしりや噛みしめなどの悪習癖を改善し、歯と口の健康を保つ生活習慣を獲得しなければ原因療法はできないわけです。

歯科疾患は、患者さんが主体的にかかわらないと「治す」ことができないものがとても多くあります。そして、その患者さんの主体性を生み出す原動力が「歯を抜かない歯科治療」の「医患共同作戦」にあるわけです。

歯の治療は「治して」から「直す」のが基本

「歯を抜かない歯科治療」で行っていることは、歯科医院でいきなり抜かれて、「インプラント、ブリッジ、入れ歯、どれにしますか」と迫られるのとはまったく違う話です。悪い歯はとっとと抜いて、早くインプラントを入れて「直したい」歯科医にとっては、今日抜いてしまうのも、自然に抜けてしまうまで無駄とも思える努力を続けるのも結果的には同じということになります。

しかし、**歯科疾患をきちんと「治し」てから「直す」、「歯を抜かない歯科治療」では、「治す」ことをせずに簡単に抜いてしまうのと、歯が抜けないように「治す」努力をした後に自然脱落してしまうのとでは、まったく違うと考えているわけです。その歯をいとおしみながら大切にすることで、歯が抜けてしまう原因について十分考え、これから先、口の中の健康を守るために自分が何をしなければならないかということを患者さんが自分の頭で考えることは、これからの歯と口の健康を守るための大きな武器となります。**

どうせ抜けてしまうような歯を「治そう」と努力することは、経営を優先する歯科医あるいは補綴物装着を優先する歯科医からすれば「バカにされるよ」ということになるわけです。このような立場からすれば、とっとと抜いて早く「直して」しまうのが、「よい歯医者」

ということになるわけですが、「歯を抜かない歯科治療」の視点からすれば、まったく逆のことがいえるわけです。

歯科疾患を「治す」ことをせず、「直す」アプローチに専念している歯科医は、「患者さんのため」というより歯科医自身のために歯科治療を行っているのではないかと私には思えてなりません。

そして、**現代日本の歯科医療では「治さず」に「直す」という傾向がますます顕著になっていることに、現在、私はやり切れない想いを抱いています。**

補綴物が取れないことが歯科治療の目的ではない

「経営優先」と「補綴優先」の考えで凝り固まった歯科医は、「直す」ことに臨床のプライオリティーを置きます。**「直す」ことを目的とする歯科医療では、補綴物装着がそのゴールになります。その補綴物が長持ちするかしないかが、「よい歯医者」とそうでない歯医者の判断基準になります。**

従って、「経営優先」と「補綴優先」の歯科医は、装着した補綴物が取れないことが臨床上の最大目的になってしまいます。例えば、削る量の少ない部分被覆冠より、健康な歯質まで大幅に削除して全部かぶせてしまうフルクラウンにしてしまう方が外れにくいので、補綴処置はほとんどがフルクラウンになってしまうわけです。また、複数の歯をつないでしまった方が補綴物は取れにくくなるので、削る必要のない隣の歯まで削除して2本の連結冠にしてしまう場合もあります。

しかし、それらの歯が二次むし歯になってクラウンが脱落したとき、内部は悲惨な状態になっています。取れないように削り過ぎているために歯質が少なくなっており、むし歯は広範囲に広がり、元のようにクラウンをかぶせることさえ難しくなってしまいます。

一方、歯の健康を考えて部分被覆冠で修復してあれば、たとえ取れても、再度補綴物を装着することはそれほど難しいことではありません。残っている歯質を利用して、フルクラウンを装着することができるからです。

つまり、補綴物が取れないことを第一目標とする「直す」歯科治療では、補綴物を長持ちさせるために過剰な削合《さくごう》を行うことになり、その結果、かえって歯と口の健康を損なってしまうことになってしまいます。

「直す」歯科治療では、補綴物が取れないことがいつの間にか歯科治療の目的となってしまい、手段の目的化という本末転倒した事態に陥ってしまっていることになります。

手段が目的化してしまっているインプラント治療

「手段の目的化」ということが、よりはっきりしているのがインプラントです。インプラントを推奨する歯科医は、インプラントを埋入することが、歯科治療のゴールであると勘違いしているようです。逆に言えば、インプラントを入れて、メインテナンスをしっかりすれば、歯科治療は成功すると錯覚しているのです。

しかし、インプラントが入ったからといって、口の中が健康になるのかといえばそうではありません。確かに欠損部に歯の形をしたものが存在していますが、それが歯と口の健康に寄与しているかというと、ほとんど関与していません。かえって問題を引き起こしているというのが現状だと思われます。

インプラントが、インプラント周囲炎を引き起こす確率は決して低くはありませんし、簡単に脱落してしまうケースもあります。上顎洞や鼻腔などの隣接器官に大きなトラブルを引き起こしてしまうこともあります。つまり、インプラントは歯科治療というより、治療と称して「身体を害する原因を健康なあごの骨に埋め込んでいる」ということになるわけです。

インプラント周囲炎の予防のために、インプラント医はメインテナンスを呼びかけていますが、メインテナンスに通っていれば、インプラント周囲炎を防げるのでしょうか。いえいえ、そのようなことはありません。それは定期検診に通っていても、歯周炎の発症進行を防げないのと同じ理屈です。

インプラント周囲炎の原因も治療法も分かっていない現状では、いくらメインテナンスに通っていてもその発症を防ぐことはできません。

インプラントの定期検診には、その他にも問題が山積しています。

例えば、定期検診に長期間通い続けられるのだろうかという問題があります。大きな病気になって入院して、歯科医院へ行けなくなったらどうするのでしょうか。寝たきりになったらどうしたらよいのでしょう。老親の介護でそうそう簡単に家を空けられなくなる場合もあるでしょうし、海外転勤になることも決して珍しいことではありません。

また、インプラントには、さらに別の大きな弊害があると私は考えています。それは、インプラントのために健康な歯まで抜歯してしまうということです。

「直す」治療を行う代表選手であるインプラント医にとっては、インプラントを埋入することが歯科治療のゴールで、そのインプラントが長期間脱落しないことが、歯科治療の成功ということになっています。従って、なるべく長持ちするインプラントを入れることが重要になるわけです。

インプラントを長持ちさせるためには、健康で十分な量の歯槽骨が必要になります。劣化したペナペナな歯槽骨にインプラントを埋め込んでもすぐ取れてしまうからです。そこで、現在、十分機能している健康な歯槽骨を持つ歯を抜歯の対象としてしまっているのです。ときには無垢の健康な歯まで抜いてインプラントを入れるという、にわかには信じられないようなことさえ起こっているようです。

インプラントは「病理」であるというのは、病理学者の一致した見解です。従って、インプラントを埋入するということは、病理学的にみれば、その「治療」自体が新たな病理組織を作っているということになるわけです。

つまり、**医学的にみれば、インプラントというのは、生体に病気を作り出すことにより、病気を「直そう」とする、矛盾に満ち満ちた存在なのです。**

ブラックトライアングル（歯と歯のすき間）の治療は必要ない

歯肉退縮やブラックトライアングルに関して、問い合わせをいただくことがよくあります。歯と歯の間の三角形の部位を「歯間乳頭部」といいます。この部分は通常歯肉で埋められていますが、この部分にできてしまった空隙《くうげき》を「ブラックトライアングル」と呼びます。生えてきたばかりの歯と歯の間は歯肉でぴったりと埋められていますが、歳を重ねるとともに、歯と歯の間にすき間ができてきます。これは生理的な現象で、決して病気ではありません。

歯は食事をしたり、歯ぎしりをしたりすることですり減ってしまいます。歯がすり減ってしまうことで歯の長さは短くなってしまうわけですが、その分、歯茎の中で歯に第二セメント質が添加されることで、歯の長さを保っています。

歯根に第二セメント質が付け加えられると歯根だけが長くなってしまうので、歯冠長と歯根長の比率を保つように歯肉の位置が変化してきます。その結果、歯と歯の間の空隙ができてきてしまうわけです。従って、加齢によるブラックトライアングルは、生理的なものだということになります。

ブラックトライアングルは歯石除去やルートプレーニング［＊1］、歯周外科処置などの歯周病治療や矯正治療の後にも出現します。

歯周病治療によるブラックトライアングルの出現は、浮腫性の炎症歯肉が歯周病治療によって取り除かれるために起こることが多いようです。

また、矯正治療によって起こるブラックトライアングルは、接触点と歯槽骨頂の位置関係に変化が生じるために、治療前には認められなかったブラックトライアングルが出現してくるわけです。

矯正治療で引き起こされるブラックトライアングルは生理的なものではありませんが、病気でもありません。歯科治療によって引き起こされた障がいととらえるのが妥当なのです。

障がいであれば、ブラックトライアングルを整形外科的に「直す」という考え方も出てくるかもしれません。しかし、**生理的なものか、障がいによるものかを区別できない空隙をわざわざ手術をしてまで埋めることが必要なのかということになると、私は首を傾げざるを得ません。**

医療と一線を画する美容歯科

ここまでは、「健康」、「病気」、「障がい」という考え方に基づいて、現代歯科治療の問題点について考えてきましたが、健康や病気と違った視点でとらえなければならない「美容歯科」という分野が最近クローズアップされています。

これまで何度も触れてきたように、歯科医師数の増加と歯科疾患の疾病構造の変化により、歯科医師たちは新規顧客の掘り起こしに躍起となっています。その結果、「定期検診」がもてはやされるようになったわけですが、それと並行して、「美容歯科」という分野にも目が向けられるようになったのです。

美容歯科というのは、歯と口の健康を目指す歯科医療とは一線を画した分野で、病気を「治し」て健康になることとも、障がいを「直し」て機能回復することとも異なり、見た目を最優先にした歯科医療です。美容歯科に属する歯科的行為としては、歯を白くする「ホワイトニング」や歯並びを補綴によって変えてしまう「セラミック矯正」などがあります。

ホワイトニングは過酸化尿素などの化学物質で歯の表面を処理して、歯を白濁させる行為です。従って、歯の健康のためにはならないというより、かえって害を与える歯科的介入なのですが、一部の歯科医たちは何の疑いもなく、化学物質を歯面処理に適用しています。

私が所属するスタディーグループで若手の歯科医が、ホワイトニングのケースプレゼンテーションを行ったことがあります。それを見て、古株の先生が
「ホワイトニングというのは、歯を傷つけているだけで、医療行為とは言えないのではないか」

と質問しました。

それに対する若い先生の答えは
「医療行為かどうかは別として、白くなって患者さんは喜んでくれています」

というものでした。

「患者さんが喜ぶのであれば、歯を傷つけることさえ厭わないのですか？」

と古株の先生。

それに対して若い歯科医は次のように言いました。

「ホワイトニングが、歯を傷つけているとは思いません。傷つけるといえば、むし歯の治療だって歯を傷つけるのではないでしょうか。私は**患者さんが喜んでくれることをするのが、歯科医の仕事だと思っています**」

そのやりとりを聞きながら、第二次世界大戦の前にはガクブチキンカン（額縁金冠）といって、むし歯でもないのに前歯に金のクラウンをかぶせるのが流行っていたことを思い出しました。江戸時代には「お歯黒」などというものもありました。ガクブチキンカンはむし

歯でもない歯におしゃれで金を前歯にかぶせていました。お歯黒は既婚婦人のしるしという意味があったので、美容とは少し違うかもしれませんが、病気に対する治療として行われたものでもありません。しかし、お歯黒の原料であるタンニンはむし歯予防の効果があるそうなので、その点ではホワイトニングよりは歯科医療的行為といえるのかもしれません。

　また、歯並びが揃っていない患者さんの歯にセラミックのクラウンをかぶせて、見た目をよくしようという行為も盛んに宣伝されています。これも、見た目がよくなって一時的に患者さんは喜んでくれるのかもしれませんが、健康なエナメル質を大幅に削除してしまうわけですから、健康に害を与えていることに間違いはありません。

　バラバラに生えている歯の方向性を整えようとすれば、神経を除去することさえあるでしょう。**改善できるかどうか分からない見た目のために、自らの健康な身体を犠牲にするのはバカげていると私は思うのですが、見てくれだけしか眼中にない人たちはそのようには考えないのでしょう。**

多様化する現在の歯科治療は正しい方向とはいえない

歯科医院の前に、手書き看板をよく見かけるようになりました。先日も散歩の途中、新規開業した歯科医院の前には「ホワイトニング」、1年くらい前に開業した歯科医院の大きなガラス面の前には、「定期検診」と大きく書かれたポップ看板が置かれていました。

ここ10数年の間に、歯科医院の外観もずいぶん様変わりしました。それに伴い、日本の歯科医療も大きく変化しているようです。

歯科医であれば猫も杓子もインプラント、予防歯科というフレーズが虚しく響く定期検診、歯の健康を犠牲にしてまで見た目を求める美容歯科。歯と口の健康を確立しそれを守るという、歯科医療の本流から外れた分野が隆盛になってしまっているようです。

これらの傾向は、よく言えば、現代歯科医療の多様化ということなのでしょうが、私からすれば、節操のない肥大化、もっと言ってしまえば悪性新生物がどんどん増殖しているように見えてしまいます。

ホワイトニングやセラミック矯正などの美容を主眼にした処置は、歯と口の健康を守る歯科医療とはまったくかけ離れた行為です。しかし、それは私の考えで、そこに歯科医療の価値を見出している歯科医や患者さんもたくさんいるようです。

クリーニングを希望して来院する患者さんも多くなっていますし、ホワイトニングでヨロコビを感じている患者さんもたくさんいるのでしょう。中には健康な歯質を丸削りしても出っ歯を直したり、白くしたりする必要のある職業もあるでしょう。特別な職種でなくともそれを希望する人もいると思います。

これらの患者さんにとって、「歯と口の健康のためにエナメル質を傷つけたり、歯を削ったりしない方がよい」などと言っている歯科医は、あまり「よい歯医者」とはいえないでしょう。

いったい「よい歯医者」とは、どのような歯科医をいうのでしょうか？

次章では、私の考える「よい歯医者」についてまとめてみたいと思います。

注

＊1 スケーラーを用いて歯根表面のＬＰＳ（リポ多糖）などの汚染物質を除去し、滑沢すること。

第7章　「よい歯医者」の見つけ方

歯と口の健康を害さない治療をするのが「よい歯医者」

現代日本には、おびただしい数の歯科医が存在します。そして一人ひとり考え方が違い、それぞれの知識も技量も異なります。ある基準をもって、「よい歯医者」と「よくない歯医者」を区分けすることは困難です。もちろんサティフィケートの有無や、マイクロスコープを持っているかなどといった表面的な理由でその判断を下すことはできません。

患者さんにもいろいろな人がいて、その口や歯の状態はすべて違います。各々勝手な思い込みと的外れな希望を持って来院します。そして、その希望というのは、病気を治して健康になる、ということとかけ離れたものであることも少なくありません。そのような状況下で、自分に合った「よい歯医者」を探し出すのは、砂浜で特定の砂粒を見つけ出すくらい難しいことになります。

かなり以前の話ですが、深沢七郎さんの『楢山節考《ならやまぶしこう》』という小説が映画化されました。その映画に老婆役で出演の決まった女優が、年寄りらしさを演出するために前歯を抜いてしまったという逸話が残されています。役作りのためとはいえ、健康な歯を抜歯してしまうのは、歯と口の健康を考えればすべきことではありません。しかし、この役に人生を賭けた女優にとっては、前歯を何本か失うことなど大した問題ではなかったのでしょう。

通常、患者さんの同意もなしに、健康な歯を抜歯してしまえば、傷害事件になってしまいますが、患者さんが希望していれば、健康な身体を傷つける行為を行っても、罪に問われることはありません。しかし、健全に機能している歯を抜歯してしまった歯科医の想いはいかばかりだったのでしょうか？　これが歯ではなく、役作りのために、小指を切ってくれという役者が病院にやってきたら、それを引き受けるお医者さんはいるのでしょうか？　おそらくいないのではないかと思います。

いくらその人の人生を賭けた仕事であったとしても、健康な身体を切り取ってしまうのは、過剰な医療行為だというのが常識的な考え方だからです。しかし、それが歯であるなら、過剰な歯科治療にはならないというのが一般的なとらえ方のようです。

歯を抜いて老婆の役を演じたこの女優はあちらこちらから称賛を浴び、役者魂の権化《ごんげ》と誉めそやされました。役作りのためとはいえ、健康な身体を犠牲にするのはいかがなものか、というような否定的な意見は歯科医の側からもほとんど聞こえてこなかったのです。

しかし、私はこのエピソードを聞いたとき、幾ばくかの違和感を覚えました。どれほど重要な役作りのためといっても、健康な歯を抜いてしまう行為は、歯と口の健康を守るという歯科治療がないがしろにされていると感じたからです。

私が本書で主張したいことの一つに、過剰な歯科的介入は、歯と口の健康を守るどころかその健康を害してしまうということがあります。

健全に機能している歯を抜いてしまうことは、身体に害を与えます。歯科治療と称して行われる美容歯科をはじめとして、インプラントやセラミック治療の多くも、その治療を行うために、残っている健康な歯や歯槽骨を傷つけて、口の健康あるいは全身の健康に害を与えてしまいます。

従って、私の考える「よい歯医者」というのは、生涯において「歯と口の健康を害さない」歯科治療を行う歯科医ということになります。

「現状を変える歯科治療」がうまくいくことは少ない

役作りのために歯を抜いてしまうというのは極端な話ですが、歯科治療で口の状態を変えられると考えている人はたくさんいます。

「若いころのように硬いものでも何でも食べられるようになりたい」

「あの女優さんのように白い歯できれいな歯並びにしたい」

せっかくつらい思いをして、お金も出して歯科治療をするからには、そのような希望を持つことも無理ありません。歯科医も「私のところで治療すれば何でも食べられるようになります」、「若々しいきれいな口元が取り戻せます」と盛んに宣伝しています。

「よく噛める」、「よりきれいになる」などという現状を変更することが、患者さんにとっても、歯科医にとっても歯科治療の主要な目的になっていることは否めません。しかし、実際にはこういった「現状を変える歯科治療」は、絵に描いた餅で終わってしまうことが多いというのが私の臨床実感です。

もちろん、インプラントを入れて患者さんが喜んでいるという症例も見ていますし、セラミック治療で望んでいた見た目を手に入れた人も知っています。しかし、それらの成功例はごく一部の人というのが長年の臨床経験で得た結論なのです。

成功例というのは、その治療で失敗を重ね、やっと自分の臨床を確立したエキスパートが、その治療法に合った適応症を選んで行った結果、日の目を見ているに過ぎないのです。たとえその道のオーソリティーといわれる人でも、その裏には人に見せることのできない失敗症例があることをオフレコの場所でたくさん見聞きしてきたのです。

一般の歯科医たちは、それらのエキスパートの講演を聴いたり、著書を読んだりして、その歯科治療に挑戦し、同じように失敗を重ねながら、その治療法を勉強しています。著書や講演では自分の失敗を報告することはないので、一般歯科医も自分自身が痛い目に合うことでしか、その治療法のコツを会得することはできません。

従って、**現在、その治療法を勉強中の歯科医のところで「現状を変える歯科治療」を受けてしまうと、その歯科医の練習台になってしまう可能性がとても高くなってしまうわけです。**

エキスパートの歯科医を見つけるには

多額の治療費を払って歯科治療を受けるのに、治療技術習得のための練習台にされて、自分の歯と口の健康に害を与えられてしまっては、たまったものではありません。従って「現状を変える歯科治療」を望む人にとって、「よい歯医者」は十分な練習を終えて、その治療法のエキスパートになった歯科医ということになります。しかし、エキスパートを見つけ出すのは容易ではありません。なぜならエキスパートの歯科医は、ホームページやＳＮＳで宣伝していることは少ないでしょうし、ましてや集患サイトやリスティング広告に名前は載っていないからです。

エキスパートを探す一番簡便な方法は、希望する歯科治療の分野に関する専門書を出版している歯科医を見つけ出すことです。インプラント、矯正などの検索ワードで歯科医向けの著書がある臨床歯科医を探します。本を出しているからといって、自費出版や一般向けの書籍はあてになりません。医科・歯科などの専門書を出している会社から、専門家向けの書籍を出版している歯科医がそのターゲットになります。

専門書を出しているのは大学教授が多くなると思いますが、大学の関係者は臨床だけをやっているわけでもなく、臨床例があったとしても医局員が治療していることが多いので少し割り引いて考えた方がよいでしょう。

そして、望みの歯科医が見つかったら、その歯科医を探し出して連絡します。エキスパートの歯科医はネットに露出していないので、見つけにくいかもしれませんが、丁寧に探せば見つけ出せるでしょう。

その歯科医と相談することは、治療内容はもちろんなのですが、その治療が成功に終わった後、起こるトラブルとトラブルが発生したときにどのように対処してくれるかについてで、これらを聞いておくことはとても重要です。

どんな歯科治療も15年、20年と経過すれば、何らかの問題が起こるのが普通です。インプラントの場合はインプラント周囲炎、矯正の場合は「後戻り」、セラミック治療では二次むし歯や歯根破折などが起こります。それらのトラブルが起こったとき、どのように対応してくれるかを聞いて、信頼のおける歯科医かどうかを判断します。また、**病気や引っ越しでメインテナンスに行けなくなったときはどうすればよいのかなど、先々どのようにケアしていくのかも聞いておく必要もあるでしょう。**

どのような歯科治療でもそうなのですが、特に先端技術を用いた歯科医療は、大きなトラブルに結びつくことがあるので、その治療に対して十分話し合い、納得した上で治療を始めるべきだと思います。

「現状を変える歯科治療」は患者さんとの治療結果のギャップを生みやすい

「現状を変える歯科治療」を受けるための、エキスパートの歯科医探しは困難を極めます。たとえ見つかったとしても、なかなか治療を引き受けてくれないかもしれません。また、治療を開始できたとしても、多額の費用がかかりますし、治療期間も長くなってしまいます。その上、その治療結果が患者さんの希望とは違った姿になってしまうことも少なくありません。

そこまで犠牲を払って、「現状を変える歯科治療」を行う必要があるのでしょうか。私はそうは思いません。はっきり言えば、「現状を変える歯科治療」は机上の空論に近く、その治療を推奨する歯科医たちが宣伝しているほど、うまくいっていないことが多いからです。特に20年、30年と長期間経過するうちに、残念な結果になってしまうことが多くなります。**「現状を変える歯科治療」は特殊な事情がなければ、行うべき歯科治療ではないと私は思っています。**

現在、日本のほとんどの歯科医が「現状を変える歯科治療」を志していると考えてよいでしょう。しかし、勉強会などで歯科臨床家の症例発表や、診療室で他の歯科医の行った治療結果を見る限り、「現状を変える歯科治療」は多くの失敗症例を積み上げているだけのようにみえます。従って、それらの歯科医の甘言にのって、失敗症例の練習台になるよりは、「よく噛める」、「よりきれいになる」などという幻想はきっぱりと捨て去ってしまった方がよいというのが現在の私の考え方です。

「よく噛めるようにと思って歯科医院へ行ったのだが歯を抜かれてしまった。誤診ではないか」と細かい状況説明とともに、X線写真や口腔内写真を送ってきた患者さんがいます。しかし、その抜歯が適切であったかどうかは、いくら詳細な資料があっても判断することはできません。たとえ健全な歯を抜かれたとしても、担当歯科医が「よく噛めるようにするために、抜歯と診断した」と主張すれば、その行為は歯科治療として通ってしまいます。歯科治療に関する知識を増やし、自分が受けた治療に対するクレームを担当歯科医にぶつけても、歯科医との関係を悪くするだけで、何もよいことはありません。この患者さんのように、自分の想像していたものと歯科医の治療結果に齟齬を生じてしまったという訴えが以前にもまして、私の元にたくさん届いています。

これらのトラブルの原因はどこにあるのでしょうか。私は、**歯科医に言われるままに治療を受けてしまった患者さん自身に責任があるのではないか、と考えています。**

歯科治療のことを何も知らない患者さんが不具合を訴えて歯科医院に行くと、歯科医の判断だけで一方的に歯科的介入をすることが今までの「歯科治療」の一般的な姿でした。患者さんは、歯科治療のすべてを歯科医に任せておくより他になすすべはありません。

しかし、現代の歯科治療では知識も材料も技術も以前と様変わりして、歯科治療自体が多様化しています。その上、歯科医師数の過剰や歯科疾病構造の変化により、歯科医たちは医院経営を維持するだけで精いっぱいです。

このような状況下で、患者さんが歯科医にすべてを任せ、歯科医に「依存」してしまう歯科治療、言い換えれば**歯科医が思う通りに進めてしまう歯科治療を行っていると、患者さんがイメージしていた治癒像と、実際の治療結果に齟齬をきたしてしまう可能性がとても高くなってしまうのです。**

歯科医と患者さんの「共依存」の危険性

科学的根拠に基づいた医療（ＥＢＭ）を行う上で、最も信頼のおけるコクランのデータベースでは、定期的な歯石除去や機械的歯面清掃（ＰＭＴＣ）は歯周病の予防や発症の抑制効果はほとんどないと結論付けているのは前述した通りです。

しかし、この文献のことを知っている歯科医療者はほとんどいません。多少なりとも勉強している歯科医であれば、知っているかもしれませんが、表立ってそのことを公言することはありません。なぜならこのことが周知の事実となれば、歯石除去や歯面清掃を中心に定期検診を行っている日本の歯科医療のあり方に、多少なりとも影響を与えてしまうからです。

定期検診における本来の目的は、患者さんが自立してプラークコントロールをきちんとできているのかをチェックすることです。しかし、患者さんはプラークコントロールができているかどうかをチェックしてもらうのではなく、歯石除去と歯面清掃を歯科衛生士に行ってもらい、プラークコントロールを怠っていることを帳消しにしてしまおう、と自分の努力を棚上げにしてしまっている人がたくさんいます。

要するに、歯科医院に行ってさえいれば、口の健康を守れると自分にとって都合のよい解釈をしているのです。

つまり、現在の日本では、**定期検診は歯と口の健康のためには、ほとんど役に立っていないのに、歯科医療者は医院経営のために、患者さんは歯科医療者に依存して安心感を得るために、定期検診を必要としているということになります。**

このような歯科医と患者の関係は、「アルコール依存症患者をサポートする現場から生まれた『共依存』」という関係に似通っています。

アルコール依存症患者は、そのパートナーをはじめ、周囲の多くの人に迷惑をかけます。しかし、迷惑をかけられたパートナーは、自分にかけられた迷惑ものかわ、アルコール依存症患者が周囲にかけた迷惑の尻ぬぐいを懸命に行います。

パートナーは、自分がいなければ依存症患者はやっていけないと考え、依存症患者の失敗の後始末をするわけですが、この行為は依存症から脱却するというアルコール依存症患者の治療を妨げてしまいます。

パートナーがなぜこのようなアルコール依存症患者の自立を妨げる、言い換えれば、アルコール依存症の治療を妨害するような行動に出るかというと、パートナー自身がこの尻ぬぐいをすることで「この人は自分がついていないと何もできない、私がいないとダメになってしまう」と自分の存在意義を見出しているからなのです。

アルコール依存症患者はパートナーに依存して、パートナーもアルコール依存症患者に依存しているというこの関係を「共依存」といいます。このように、**両者が共依存の関係にあ**

ると、その疾患に対する治療はなかなか成功しません。

歯科治療においてもこれと同じことがいえます。

歯科医は患者さんが自分だけで口の中を管理できるようになってしまうと、歯科医院への来院回数が減ってしまうので、歯石除去や歯面清掃がさも重要であるという宣伝をして、患者さんが頻繁に来院することを促します。

つまり、患者さんが自立して、自分自身で口の中を管理できるようにすることを妨げているわけです。これでは、アルコール依存症患者と同じように、いつまで経っても自立することができず、定期検診に通っているのに歯周病が発症したり、悪化してしまったりという事例が発生してしまうわけです。

このことは定期検診に限らず、他の歯科治療にもいえることで、**自分の歯と口を健康にするために行う歯科治療を歯科医療者という他人に任せてしまう、言い換えれば自分の健康は自分で守るという責任を放棄してしまっては、自分の健康を守ることはできません。**

昭和の時代の歯科治療は、歯科医療者にすべて任せてしまうことでも成り立ってきたのですが、インプラントやセラミック治療など歯科的介入度合いの高い歯科治療が広まってくると、依存的な態度で治療に臨むのは、非常な危険であると言わざるを得ません。

自分のことは棚に上げて「よい歯医者、よい歯医者」と目の色を変えて探す人が多いのですが、これは依存的な態度以外の何ものでもありません。すべてを任せきってしまっても、

母親のように面倒見てくれる歯科医など存在しません。自分がなすべきことをせず、その歯科医にすべて頼り切ってしまうと、その治療には思わぬ落とし穴が潜んでいるということになってしまいます。

このことを踏まえて「よい歯医者」探しについて言及していきます。

現状より悪くしない治療を目標にしよう

「よい歯医者」探しの第一歩は、歯科治療に対する淡い期待を捨て去ってしまうことです。現実の歯科治療はそれほど大したことはできません。インターネットなどで宣伝されている歯科治療のイメージは、ほとんど空想の産物といってよいような代物で、実際に市井で行われている歯科治療とは大きな隔たりがあるのです。**歯科臨床の現実は、「現状より悪くしない」ことで精いっぱいだと考えていた方がよいと思います。**

脳梗塞の後遺症で思うように足が動かなくなってしまった人が、昔のように100メートルを11秒で走りたい、あるいは自分の足で富士山に登りたいと望んでも、それは無理な話です。それと同様に、「若いころのように硬いものでも何でも食べたい」、「白い歯できれいな歯並びにしたい」というような願望は、スッパリとあきらめることが必要です。

自分の口の中に不満があったとしても、その不具合を「仕方がない」と一旦全部受け入れ、その時点での自分の歯と口の実力を理解して、健康な状態を維持していくには何が必要なのかを考えていくことが重要なのです。

歯科治療のゴールは何でも食べられる、白い歯を取り戻すといった夢のような状態を実現することではなく、**「現状より悪くしない」ことだと割り切ることが、自分に合った「よい**

歯医者」を探す出発点となります。

「現状より悪くしない」ことを歯科治療の目的とするのであれば、それを手伝ってくれる歯科医が「よい歯医者」ということになります。しかし、現実には「現状を変える歯科治療」を歯科治療のゴールとしている歯科医がほとんどなので、「現状より悪くしない」ことを手伝ってくれる歯科医を見つけることは難しくなります。そこで、ここは考え方を変えて、**「よい歯医者」を見つけるのではなく、出会った歯科医を自分にとっての「よい歯医者」に変えてしまうようにすることをお勧めしたいと思います。**

「現状を変える歯科治療」をよしとしている歯科医は、「直す」ことばかりに目が行っています。しかし、その「直す」治療によって患者さんに害を加えようとしているわけではありませんし、金儲けのためにその治療法を勧めているわけではありません。多くの歯科医は「直す」ことが、歯科治療のゴールであると勘違いしているだけなのです。従って、**患者さんが自分の歯と口の健康を守るためには何をすればよいのかをはっきりさせて、その歯科医の専門知識を自分の健康のために利用すれば、担当歯科医が「よい歯医者」になってくれる可能性があります。結論を先に言ってしまえば、現状より悪くしないようにするのが当面の歯科治療の目的という考え方で歯科医院を訪ね、コミュニケーションが取れる歯科医を探すのがよいでしょう。**しばらくの間、「直す」治療とは距離を置き、「直す」治療を開始するのは、その歯科医が自分にとって「よい歯医者」と確信できてからでも遅くありません。

患者さん自身が五感を使って自己診断をしよう

担当歯科医を自分にとっての「よい歯医者」にするには、「現状より悪くしない」ことに歯科医を協力させるということになるわけですが、そのために二つのことを行います。**「自己診断」と「治療参加」です。**

「自己診断」というのは、患者さん自身が自分の歯や口の状態を自分の五感を使ってきちんと把握するということです。「治療参加」というのは歯科疾患の予防と治療のために、自分の手で治療を行うということになります。代表的なものには、歯周病治療におけるブラッシングや、歯の破折予防のための歯ぎしりや噛みしめなどの是正があります。

「自己診断」は、まず自分の口の中を調べる前に、歯と口に関して現状が不都合かどうかを考えます。多少の違和感や軽い痛み、稀に歯肉からの出血があったとしても、日常生活において、歯や口のことを気にせず生活していれば、それは具合のよい状態、「主観的健康」と判断します。

歯科医が調べれば疾患と診断される状態でも、自分に不都合がなければ「健康」と考えることが重要です。自分の具合よさを、自分の感覚でしっかり判断できるようにします。そして、この「主観的健康」を死ぬまで維持することが、私たちの目指す歯科治療のゴールとい

うことになります。

次に、自分の五感を総動員して口の中を調べます。

まず、鏡で自分の口の中を見ます。歯は何本あるのか、どこがどのように噛んでいるのか、かぶっている歯、詰めてある歯はどこにあるのか、などを調べます。歯が黒くなっていないか、穴があいていないかもチェックします。指で歯を動かしてみます。歯は生理的に少し動くようになっているので、歯が動くからといって慌てないことです。歯を指でトントンと叩いてみてください。不具合を感じていなくても、痛い歯があるかもしれません。歯と歯の間やクラウンのかぶっている歯をチュッと吸って、臭いも調べましょう。

歯が終わったら、歯肉も見てみます。歯肉が赤くなっていないか、プヨプヨしていないか調べます。膿瘍などができていないかも確認します。これらの自己診断にはある程度の歯科の知識が必要になります。そのためには拙著『歯科治療の新常識』、『歯周病の新常識』がお役に立つのではないかと思います。

自分の口の中を調べてみると、あまり状態がよくないと感じるところがあるかもしれません。しかし、だからといって慌てて歯科医院へ飛び込む必要はありません。多少のむし歯があってもそれほど急速に進行するものではありませんし、疲労困憊していたり、ストレスがたまっていたりすると、歯肉は腫れやすくなっていて出血することもあるからです。

自分で調べる前は不具合を感じていなかったわけですから、それらの異常はとりあえず気にしないことにします。**ここで大切なのはまあまあ具合よく使っていても、客観的に調べてみた口の中と自分の感覚とはギャップがあることを知ることです。自分の歯や口には、誰しもある程度のハンデがあるものです。**

しかし、自身が不都合を感じていない「主観的健康状態」なら、慌てる必要はありません。自分の感覚を信じましょう。幸い、歯科疾患では放置しておいて大変なことになるというような危険な疾患は存在しません。いつもと違っておかしいと感じてから歯科医院へ行くのでも、決して遅くはありません。

「検診、健診」と大合唱している現代、そのようなことを言っていると、世の歯科医たちからブーイングを受けると思いますが、**私は歯と口の健康を守るためには、「歯肉からちょっと出血する」からといって、海のものとも山のものとも分からない歯科医院に飛び込んで、過剰介入を被るよりは、その方がよほどよいのではないかと考えています。**

コミュニケーションの取れる歯科医を探そう

歯科医が言っているほど、むし歯は急速に進みませんし、早期発見・早期治療などを勧める歯科医院へ行ってしまうと、どんどん健康歯質を失ってしまうことになります。

歯周病も組織破壊が進行してしまう歯周炎の発症は稀ですし、ましてや自分が気付かないうちに自然に抜けてしまうことなどは絶対ありません。歯周病はむし歯ほど有効な治療手段が存在していないので、歯科医院へ行ってもあまり有効な治療を受けることはできません。

歯肉炎による出血は、自分で丁寧にブラッシングをすれば治ってしまいます。歯の破折は突然やってくるので、異常を感じたら歯科医院へ行くことになりますが、いざとなったときにどの歯科医院へ行ってよいのか分かりません。従って、そのときに備えて歯科医院探しをしておく必要があるでしょう。

口全体を調べて、口の中の状態を把握できたら、歯科医院へ向かいます。この通院は、自分の口の異常を専門家に見つけてもらうということではなく、いざとなったときに診てもらえる歯科医を探し出すことが主な目的となります。

最も重要なポイントは、患者さんの話をよく聞いて相談にのってくれる、コミュニケーションが十分に取れる歯科医を探し出すということです。

コミュニケーションが取れるかどうかは、行ってみなければ分からないので、実際に歯科医院の門を叩くことになります。

最初に訪問する歯科医院の選択は、知人や家族などの信頼できる人からの情報によるのがよいでしょう。そのような情報が得られない場合は、ネットで探すことになりますが、間違ってても検索サイトの広告や、ネット予約集患サイトで宣伝している歯科医院は選ばないようにしてください。

適当な歯科医院が決まったら、現在の口の中の状態を確認したいのだが、診てくれるかどうか電話で問い合わせます。そして、口の中全体について説明して欲しいという希望を伝えましょう。「直す」ことばかりに目が向いている歯科医院では、「直す」治療の対象にならないと判断した場合、色よい返事をもらえないかもしれません。しかし、その返答だけでもその歯科医院が自分にとって「よい歯医者」かどうかを判断する基準になるわけです。このときの受付の対応も参考になるかもしれません。あまり感触がよくなければ、次の歯科医院へ電話します。電話連絡だけなら、費用も時間もそれほど大きな負担にはならないでしょう。

相談にのってくれそうだと判断できたら、歯と口の状態を診てもらうために歯科医院へ赴きます。不具合があっても、そのことは最初に伝えないようにします。「直す」ことに重きを置いている歯科医は、「直す」ことのできる歯を探すことに夢中で、不具合を訴えれば、すぐ介入されてしまう可能性があるからです。

初診でいきなり抜歯を宣告され、ほうほうの体で逃げ帰ってきた、あるいは考える間もなく抜かれてしまったなどという信じられない話が結構あるのです。信頼関係が構築される前に「直す」治療はしたくないので、「直す」治療の対象となってしまいそうな歯や、口の不具合は言わない方が賢明だと思います。

一通りの診査を受けたら、口の中の状態を説明してもらいましょう。ほとんど説明らしい説明もせず、「ここが悪いから削りましょう」などとすぐに「直し」たがる歯科医は要注意です。口の中の病態説明を求めているのに、セラミック治療など「直す」治療の説明ばかりをする歯科医も「よい歯医者」ではありません。抜歯を勧める歯科医、インプラントを埋入したがる歯科医院もＮＧでしょう。

話を聞いてくれそうな歯科医だと思ったら、自分が不安なこと、疑問を感じていることを質問してみてください。不具合がある場合、ここで初めてそのことについて尋ねてみます。こちらの疑問や質問に丁寧に答えてくれる歯科医は「よい歯医者」の有力な候補だと言えます。

「よい歯医者」を見つける上で最も重要なのは、その歯科医と十分コミュニケーションが取れるかどうかです。コミュニケーションは、人と人との相性もかかわってくる問題です。従って、患者さんにとってコミュニケーションの取りやすい歯科医は、患者さんによって違ってきます。十分コミュニケーションが取れて、その歯科医を信頼できると感じたらその歯科医はその人にとって「よい歯医者」の必要条件を備えているということになります。

「よい歯医者」探しはよい友人探しに似ています。自分は何の努力もせず、「よい友達」を紹介してくださいと言っても、「よい友達」はどこそこにいます、と教えてくれる人はいません。チルチルとミチルが「思い出の国」でも「夢の国」でも「未来の国」でも見つけられなかった「青い鳥」は、自分の部屋の鳥かごにいました。

「よい歯医者」はあちらこちら探し求めても見つかるものではありません。患者さん自身が努力をする中で見つけていくしかないと私は思っています。

「治す」ために患者さんの積極的治療参加が必要

「よい歯医者」の候補が見つかったとしても、その歯科医にすべてを任せきってしまうのは早急です。その歯科医師の言う「歯科的健康」と私たちが目指している「主観的健康の維持」とにはギャップがあるからです。

歯科医は「直す」ことで「歯科的健康」を獲得できると考えていますが、「主観的健康を維持」するためには「直す」前に「治す」ことが必要だからです。

繰り返しになりますが、主として補綴物を入れるのが「直す」治療で、痛みや腫れなどの症状に対する原因除去療法が「治す」治療です。代表的な歯科疾患としてはむし歯、歯周病、歯の破折などがありますが、これらの疾患は補綴物を装着しても、つまり「直し」ても、その歯科疾患が治ったことにはなりません。「主観的健康」を維持するためには、まず「治す」こと、つまり、きちんと原因除去を行っておく必要があります。

むし歯や歯周病を引き起こす細菌は、バイオフィルムという粘着性の性質を持っているので、消毒液でいくら洗口しても取り除くことはできません。歯ブラシで物理的に破壊することが一番効果的であることは、すでに歯周病学でコンセンサスが得られています。

このバイオフィルムは、物理的に除去しても半日もしないうちにまた沈着してきてしまうので、定期検診で歯面清掃を行うことはほとんど意味がありません。バイオフィルムの性質を備えた細菌性プラークの管理は、自分の手で毎日行うより他にないわけです。つまり、患者さん自らが積極的に治療参加しなければ、歯科疾患を「治す」ことはできないわけです。

また、歯の破折や咬合性外傷などという疾患は、その発症に上下の歯を噛み合わせる「力」がその原因です。「力」の発生源としては、歯ぎしりや噛みしめなどによるブラキシズムと呼ばれる悪習癖が大きくかかわっています。この悪習癖も、歯科医院へ通ったからといって治せるものではありません。自分自身の努力で克服していかなければならないものなのです。

細菌のコントロールも力のコントロールも、歯科医や歯科衛生士がなんとかしてくれるというものではありません。患者さん自身が主体的に治療参加することがその基本にあるわけです。

信頼できると感じる「よい歯医者」が見つかったら、まず細菌のコントロールと力のコントロールについて相談します。歯科医によってブラッシングの方法や、ブラキシズムに対する対処法はさまざまで、これといった正解があるわけではないというのが現状です。担当歯科医と十分話し合いながら、自分に合った細菌のコントロールと力のコントロールに対する方針を立てていきます。

歯科医と共同作業で細菌と力のコントロールができるような関係が築ければ、その担当歯科医は晴れてお墨付きの「よい歯医者」ということになるでしょう。

痛みや腫れなどの臨床症状が激しいときは仕方ありませんが、自分にとっての「よい歯医者」が決まるまでは、「直す」治療はもちろんのこと、「治す」治療を受けるのも慎重に行いましょう。

「よい歯医者」が決定した後は、歯科医による歯科的介入をお願いするわけですが、そのときも「生涯にわたって具合よい状態を維持する」という自分の希望を歯科医に十分伝え、そのために必要な歯科治療を行ってもらうようにしましょう。

信頼できる歯科医であれば「○○しないと大変なことになる」といった脅かしのセリフは口にしないと思いますが、そのような場合には、納得するまで説明を聞くようにしてください。

「生涯にわたって具合よい状態」を維持するのは自分の責任です。そのために歯科医を利用するというスタンスを忘れないようにしましょう。

歯科治療の物語の主人公は患者さん

ナラティブベイスドメディシン（物語に基づいた医療）という用語があります。ナラティブベイスドメディシンというのは、エビデンスベイスドメディシン（科学的根拠に基づく医療）と対置される概念で、エビデンスベイスドメディシンに足らない部分を補完するものとしてとらえられています。

ナラティブというのは「物語」ということです。物語は科学的な現象と異なり、原因が結果と直線的に結びつくことはありません。

現実社会では、原因―結果で物事が進むことはそれほど多くありません。考えてもいなかった出来事が起こり、想像してもいない結末に至ることがたくさんあります。

従って、日常生活では無数の物語が生まれているということになります。**歯科臨床も人と人の出会いの中から生まれてくる部分が大きいので、歯科治療を物語としてとらえるスタンスがとても大切になります。**

患者さんが激しい歯の痛みを訴えて来院します。歯科医が口の中を診て、大きなむし歯を発見し、それが痛みの原因と診断すれば、軟化象牙質を除去して、神経を取り除いて、歯の痛みを止めます。これは科学的根拠に基づいた歯科治療です。

本書で用いた用語を使えば「治す」治療ということになります。そこに「物語」はほとんどありません。

一方、患者さんが「歯が抜けてできた欠損を治療したい」と訴えて来院したときは、「直す」治療ということになります。

この本では、欠損を障がいととらえて、それに対する歯科治療は「治す」治療ではなく「直す」治療になるということを述べてきました。

欠損、すなわち障がいを「直す」治療は、「治す」治療と違って、治療法のガイドラインが存在しません。なぜなら、何をするのがその人にとって具合がよいのか、患者さん一人ひとりの考え方が異なり、また歯科医の考え方、知識、技量によりその対応も違ってくるからです。

つまり「直す」治療では、科学的根拠による治療より、患者さんと歯科医師の物語が重要な役割を担うことになります。そして、その物語の完成度が高ければ高いほど、そこで行われた歯科治療はよい治療法で、その治療を担当した歯科医は「よい歯医者」ということになるわけです。

歯科治療の物語の主人公は患者さんです。

主人公である患者さんが主体的に動かなくては、その物語は面白くなりません。物語をえ

り抜きの作品にするためには、患者さん自身が歯科治療の主人公であることを自ら自覚して、その物語の主役を演じ切らなくてはならないのです。
物語の結末がどのようになるかは、その主人公の活躍いかんにかかっていることは言うまでもありません。

願わくば、それぞれの患者さんの歯科治療物語がハッピーエンドになることを祈って、筆を置くことにします。

おわりに――歯科治療の成功に一番大切なこと

原稿を書きながら、どうにも釈然としないモヤモヤが付きまとっていましたが、だいたいの文章を書き終わってもそのモヤモヤはすっきりしません。モヤモヤの原因はいったい何なのだろうかと考えていましたが、かなりエラそうなことを書いているけれど、オマエにそんなことを言う資格があるのかという思いに突き当たりました。

文章全体を読み直してみると、自分自身はその問題点とは無縁な存在で、安全地帯に身を置きながら無責任に論評していることがはっきりしてきたのです。「あくどい」金ジャラ先生も、経営を優先するバランタイン院長も、ある意味では自分自身の分身であるのに、そのことが本文からは読み取ることができません。特に、行け行けドンドンの若いころの歯科治療では、金ジャラ先生もバランタイン院長も、ときおり顔を出すようなこともあったわけですが、それをうまく表現できる筆力が私になかったことがモヤモヤの原因だったようです。

もちろん、現在でも彼らが私の中に潜んでいることは間違いありません。従って、抜歯してインプラントを埋入したがる歯科医や、美容に力を入れている歯科医の気持ちが分からないわけではありませんし、それを完全に否定しているわけでもありません。ましてや、定期検診や歯石除去をやるべきではないと言っているわけではないことは本文でも触れた通りです。

私の目から見た現代の歯科治療の問題点は、患者さんと歯科医とのコミュニケーション不足です。特に、患者さんが疑問に思っていること、不安に感じていることが歯科医に伝わらず、インプラントや美容歯科を信奉している歯科医は、患者さんの意向を無視してその治療法に邁進してしまうことでその歯科治療が失敗に終わってしまうのではないかと考えています。

そのようなトラブルを解決するには、患者さんが自分自身のことを知り、現代日本の歯科治療と歯科医が考えていることに多少なりとも予備知識を持ち、歯科医と十分コミュニケーションを取る歯科治療が必要だというのが、この本の主題です。

確かに現状は、歯科医とコミュニケーションを取るのは困難であると思います。しかし、患者さんが自立して、歯科治療を歯医者任せにしないようにする。そのためには患者さんと歯科医が十分コミュニケーションを取ることが歯科治療の成功には一番大切なことだということを知ってもらいたいのです。

そして、このような風潮が広まれば、日本の歯科医療はきっとよい方向に向かっていくはずです。そのためにこの本を含めた『歯科治療の新常識』、『歯周病の新常識』という「新常識トリオ」が少しでもお役に立てれば、著者にとってそれ以上の喜びはありません。

小西昭彦　KONISHI Akihiko

歯科医師。1952年東京生まれ。1980年日本歯科大学歯学部卒業後、埼玉県の歯科医院に勤務。1985年東京都新宿区に小西歯科医院開業、院長就任。1982年片山歯研セミナー受講。片山恒夫の提唱する「具合よく長持ちする歯科医療」を基本理念に日々患者と向き合っている。著書に『オーラルフィジオセラピー』、『歯周病 わかる・ふせぐ・なおす』、『歯周病は怖くない』、『歯科についてのセカンドオピニオン』（いずれも医歯薬出版）、『歯科治療の新常識』、『歯周病の新常識』（ともに阿部出版）がある。

歯医者選びの新常識

あなたにとって最良の歯医者に出会うために

2023年5月1日　初版第1刷発行

著者　**小西昭彦**

発行人　**阿部秀一**

発行所　**阿部出版株式会社**

〒 153-0051

東京都目黒区上目黒 4-30-12

TEL ：03-5720-7009 (営業)

03-3715-2036 (編集)

FAX：03-3719-2331

https://www.abepublishing.co.jp

印刷・製本　**アベイズム株式会社**

ISBN978-4-87242-678-6　C0047